Was andere an diesem Buch begeistert

Friederike Garbes packende und lesenswerte Biographie zeigt, was möglich ist, wenn man sich seiner Vergangenheit stellt und mutig den Fügungen des Lebens öffnet. Ihr Leben beweist, welche positiven Früchte aus einem facettenreichen Lebensschicksal entstehen können. Zusammen mit ihrem Mann hat sie in Lübeck einen Ort geschaffen, an dem nach Geborgenheit und Schutz suchende Menschen – gerade auch Frauen und ihre Kinder – Zuflucht finden können. Durch ihr Wirken konnte ein Haus des Lebens entstehen, in dem die Botschaft „Jeder Mensch ist von Anfang an wertvoll“ voller Überzeugung gelebt wird.

Dr. Emanuel Prinz zu Salm,
Vorstand STIFTUNG JA ZUM LEBEN

Friederike Garbe erzählt packend und ehrlich, wie ihre Seele nach Entwurzelung und Jahren ohne Liebe heil wurde. Wie Gott sie an der Hand nahm und ihr Leben zum Segen für Babys und Mütter in Not werden ließ. Ein Buch voller Strahlkraft, das zeigt, was für großartige Dinge Gott auch heute noch tut!

Stefan Pahl, Leiter von leben-begegnen.de (Marburger Kreis,
CROSSOVER, Deutschlandpilgert)

Hoffnung beginnt ganz unten. Davon erzählt Friederike Garbes Lebensweg auf authentische und beeindruckende Weise. Ihre tiefe Liebe zum Leben und zu den Menschen verbreitet Zuversicht. Ein Buch, in dem die Nächstenliebe Geschichte schreibt und dem Leben die Hand reicht.

Kirsten Fehrs, Bischöfin im Sprengel Hamburg und Lübeck
der Ev.-Luth. Kirche in Norddeutschland

„Die Liebe aber ist die größte unter ihnen." Das ist das Motto, das ich Friederike Garbe über ihre Biografie schreiben möchte. Als Freund des Hauses, als ärztlicher Betreuer ihrer Babyklappenkinder, als Vorleser für ihren geliebten Ehemann Günter hatte ich das Privileg, oft in dem Haus zu Gast zu sein, in dem Friederike Herrin und erste Dienerin ist: ein Haus der gelebten Liebe für Menschen in Not: Kinder mit oder ohne Mütter, Obdachlose, Drogenkranke, Arme, Ehemann Günter mit Halbseiten- und Sprachlähmung ...

Friederike erkannte nach stürmischem Lebensbeginn mit hohen Höhen und tiefen Tiefen, wie unendlich geliebt und begnadet sie ist, und verschenkt seitdem diesen großen Schatz in Fülle weiter.

Aus ihrer Lebensgeschichte ist ein wirklich tolles Buch entstanden, das man nicht gerne aus der Hand legt, bis man es zu Ende gelesen hat.

Professor Dr. med. Axel Fenner, ehem. Direktor der Klinik für Neonatologie der Medizinischen Universität Lübeck

Friederike Garbe, die Ausnahmefrau, stand schon einige Male vor meiner Kamera. Doch ich schätze sie nicht nur als Model, sondern viel mehr auch als Mensch! Was sie in ihrem Leben erlebt hat, erschüttert, berührt und begeistert mich. Friederike ist eine Kämpferin im positivsten Sinne, trotz aller Herausforderungen wohlwollend und dem Leben zugewandt. Ihre Geschichte fesselt! Lebenskunst par excellence.

Axel Baur, Fotograf

Inhalt

Mitternachtswehen

„Lassen Sie das mal hier, Frau Pottag. Es wird sowieso nicht überleben."

Verständnislos sah meine Mutter die Ärztin an, die eben wieder in den kahlen Kreißsaal gekommen war. Das warme Bündel Mensch, das vor wenigen Minuten das Licht der Welt erblickt hatte, hielt Mutter fest an sich gedrückt. Dann schaute sie auf das winzige Mädchen mit seinem noch zerknautschten Gesichtchen, das ruhig schlief: auf mich, die kleine Friederike.

Eigentlich hätte ich ein Fritz werden sollen, nach meinem Vater und Großvater. Wie sehr hatte die Familie sich nach der ersten Tochter nun einen Jungen gewünscht, einen Stammhalter. Doch ich war ein Mädchen geworden. Nie würde das Kleine seinen Vater kennenlernen, schoss es Mutter durch den Kopf. Noch wusste es nichts vom Krieg, der seit viereinhalb Jahren Verwüstung und Tod über Europa brachte, und nichts von den Russen, die vor den Toren Breslaus standen und die gesamte Bevölkerung zur Flucht zwangen.

Erst vor wenigen Stunden – meine Mutter, meine Oma und meine Schwester waren gerade dabei gewesen, das Nötigste für die bevorstehende Flucht zu packen – hatten die Wehen eingesetzt. Mitten in der Nacht. Meine Mutter war verzweifelt. Warum gerade jetzt? So würden sie den Trecker eines Bekannten verpassen, auf dem sie hätten mitfahren können, um Breslau zu entkommen. Doch Oma munterte meine Mutter auf: „Lass nur, Erna. Du wirst später einmal froh sein, dass du dieses Kind hast."

Schnell versuchte Mutter, ein Taxi zu bekommen, doch ohne Erfolg. Alles, was Räder hatte, war gerade dabei, Breslau zu verlassen. So rief sie den Maschinenmeister der väterlichen Firma an, der kurz darauf in die Betriebsgarage eilte, wo er nur noch einen dreirädrigen Pritschenwagen vorfand. Alle anderen Fahrzeuge waren weg – offensichtlich von Verzweifelten entwendet, die Zugang zum Betriebsgelände hatten.

Durch die klirrende Januarkälte, bei minus 18 Grad und dichtem Schneefall, brachte der hilfsbereite Maschinenmeister meine Mutter mit dem Pritschenwagen ins Südsanatorium, Breslaus Frauenklinik. Dick in Decken eingemummelt saß sie auf dem Beifahrersitz und krümmte sich immer wieder zusammen, wenn eine Wehe über sie hinwegrollte. So gut es ging, füllte sie ihre Lungen mit der eisigen Luft der Fahrerkabine und versuchte, mit dem Schmerz zu atmen.

Die Frontscheibe des Wagens beschlug alle paar Atemzüge aufs Neue, die Scheibenwischer waren festgefroren. Immer wieder wischte der Maschinenmeister mit der bloßen Hand von innen über die Scheibe oder lehnte sich aus dem heruntergekurbelten Fenster, um freie Sicht nach vorn zu haben. Durch das Schneetreiben und die überfüllten Straßen war ohnehin kaum ein Durchkommen. Meter um Meter schlichen sie vorwärts.

Auf halbem Weg sammelten sie die Hebamme ein, die Mutter während der Schwangerschaft begleitet hatte. Sie würde auch bei der Entbindung im Krankenhaus dabei sein; so war es üblich. Allerdings fand die erfahrene Geburtshelferin nur noch hinten auf der Ladefläche Platz. Geduckt kauerte sie sich in eine Ecke und presste sich mit zusammengekniffenen Augen den hochgestellten Mantelkragen ans Kinn, um die eisige Kälte von sich fernzuhalten. Dicke Flocken wirbelten vom Himmel und schon bald war die Hebamme von einer weißen Schneeschicht bepudert.

Mutter blickte regungslos auf das, was der Lichtkegel des Wagens vor ihnen aufscheinen ließ. Ihre Gedanken rasten im Kreis und nur der grelle Schmerz der Wehen, die nun in immer kürzeren Abständen kamen, zwang sie, sich auf das Atmen und die bevorstehende Geburt zu konzentrieren. Gerade rechtzeitig schafften sie es in die Klinik. Eine Viertelstunde später, morgens um sechs Uhr, war ich da.

Vergangenes Jahr, im Sommer 1944, war die deutsche Ostfront zusammengebrochen und die deutschen und ihre verbündeten

Truppen waren zum Rückzug gezwungen worden. Wenig später hatte die Wehrmachtsführung Breslau zur Festung erklärt, zu einem wichtigen Verkehrsknotenpunkt, der von den Streitkräften besonders hartnäckig verteidigt und bis zuletzt nicht aufgegeben werden sollte.

Nun spürte man jeden Tag an der zunehmenden Spannung, dass der Krieg sehr bald auch hier, mitten in der Hauptstadt Schlesiens, wüten würde. Die Rote Armee rückte täglich näher und just an diesem 21. Januar 1945, als ich zur Welt kam, wurden alle Männer Breslaus zum Kampf dienstverpflichtet.

Erst einen Tag zuvor hatte man die Frauen und Kinder aufgerufen, aus der Stadt zu fliehen. Panik brach aus, denn nichts und niemand war auf eine Evakuierung vorbereitet. Die Bahnhöfe quollen über von Menschen, die einen Platz in einem der seltenen Züge ergattern wollten. Nur wenige besaßen ein eigenes Fluchtfahrzeug oder hatten sich eine Mitfahrgelegenheit beschaffen können. So wurde angeordnet, dass die Bevölkerung zu Fuß in Trecks – mit Handwagen, manchmal auch mit einem Pferdegespann und wenigen Habseligkeiten – Breslau verlassen sollte.

Natürlich war meine Mutter von den Strapazen der Geburt sehr geschwächt und hätte sich unbedingt schonen müssen. Doch an Ausruhen war nicht zu denken. Ihre Fluchtmöglichkeit war dahin, doch weg mussten wir trotzdem. Also begann sie vom Sanatorium aus, alle möglichen Stellen abzutelefonieren. Da ihr Vater ein angesehener Mann in der Stadt gewesen war, schenkte man ihr Gehör. Sie erfuhr, dass am nächsten Tag ein Bahntransport mit Demenzkranken aus dem Diakonissenkrankenhaus in Richtung Westen abfahren würde. Mutter setzte durch, dass nicht nur sie, ihr Baby und meine vier Jahre alte Schwester Hannelore mitkommen konnten, sondern auch meine Großmutter.

Als die Ärztin das hörte, war sie entsetzt. Die Überlebenschancen des Neugeborenen in diesem unerbittlichen Winter waren extrem gering. Das wusste auch meine Mutter. Dennoch sagte sie voller

Überzeugung: „Jetzt habe ich sie bekommen, nun nehme ich sie auch mit!"

So entkamen wir dank der Bekanntheit meines Großvaters, Mutters Beharrlichkeit und nicht zuletzt der Tatsache, dass sie einen Ausweis als Rotkreuzschwester hatte, dem Schicksal eines gefahrvollen Fußmarsches auf einem der Flüchtlingstrecks. Tausende Menschen, besonders Kinder und Alte, ließen auf diesen Märschen im erbarmungslosen Winter 1944/45 ihr Leben. Viele erfroren, verhungerten, waren zu schwach oder zu krank, um Schritt halten zu können.

Nicht selten kam es auch vor, dass Trecks von der nachrückenden Roten Armee angegriffen wurden und unter Beschuss gerieten. Entlang der Wege, die die Trecks genommen hatten, fanden sich bald viele Tote, die von den Fliehenden zurückgelassen werden mussten.

Das von Kirschbäumen umgebene Anwesen unserer Familie, in das meine betuchte Oma eingeheiratet hatte, würde ich nie zu Gesicht bekommen. Hier hatte meine Mutter die bisherigen 25 Jahre ihres Lebens verbracht und hier war auch meine Schwester aufgewachsen. Mein Großvater, Fritz Weishaupt, ein Pharmazeut, der erfolgreich eine eigene Schmerztablette entwickelt hatte, war erst vor wenigen Monaten einer schweren Krebserkrankung erlegen. Sein geheimes Tablettenrezept hatte er mit ins Grab genommen. Die Ära der Familie Weishaupt in Breslau würde nun zu Ende gehen.

Weinend schloss Großmutter die Tür hinter sich zu und machte sich mit ihrer Enkelin und so viel Gepäck, wie sie tragen konnten, auf den Weg zu uns in die Klinik. Meine Schwester hatte gegen die Kälte zwei Mäntel und zwei Hosen an, noch dazu ihren bis oben vollgestopften Rucksack auf dem Rücken. Er war so schwer, dass sie sich kaum halten konnte. Vom Krankenhaus aus brachen wir gemeinsam auf zum Bahnhof.

Immer noch waren die Hallen und Bahnsteige voller Menschen, die hofften, irgendwo mitfahren zu können. Mütter mit Kindern auf dem Schoß saßen mit Sack und Pack auf den Stufen der großen überdachten Verkehrshalle, die Alten mit leerem Blick daneben. Menschen diskutierten verzweifelt mit den Beamten am Fahrkartenschalter. Panik lag spürbar in der Luft.

Von hallenden Lautsprecheransagen begleitet, kämpfte sich unser kleiner Tross durch das Gewühl, um zum Gleis zu gelangen, von dem aus der Krankenzug abfahren sollte. Hier trafen wir unsere Bedienstete, die den Kinderwagen herbeigeschafft und ihn bis oben hin mit sechsunddreißig Mullwindeln, einer Daunendecke und einem Stillkissen beladen hatte. Außerdem hatte sie noch einige Taschen mit Lebensmitteln für uns gepackt. Sogleich legte Mutter mich in den Kinderwagen. Meine Wangen waren von der Kälte schon bläulich gefroren.

„Hast du mein schwarzes Kostüm und die Feldpostbriefe von Fritz eingepackt?", erkundigte sich Mutter bei Großmutter. Noch vom Krankenhaus aus hatte meine Mutter Anweisungen gegeben, was sie unbedingt auf die Flucht mitnehmen sollte. Meine nicht allzu pragmatisch veranlagte Oma hatte ja allein zu Ende packen müssen. Sie nickte. „Ja, das Kostüm ist im Rucksack." „Und die Feldpostbriefe von Fritz?", hakte Mutter alarmiert nach. Großmutter zuckte mit den Schultern. Die hatte sie in der ganzen Hektik doch tatsächlich vergessen.

Mutters Augen wurden schmal. Sie musste all ihre verbliebene Kraft zusammennehmen, um ihren Ärger und die Enttäuschung zurückzuhalten. Wieso war Hedwig Weishaupt nur so vergesslich und schusselig! Die Briefe ihres geliebten, gefallenen Fritz hatte sie unbedingt retten wollen! Doch nun war es zu spät. Der Zug würde in wenigen Minuten abfahren. Erna Pottag blieb nur noch der Ehering als greifbare Erinnerung an ihren Mann, den sie vor wenigen Jahren in einer schlichten Kriegstrauung geheiratet und mit dem sie nie ein Alltagsleben geteilt hatte. Bis auf seine wenigen Urlaubsbesuche von der Front in ihrem Elternhaus hatten sie sich fast nicht gesehen. Doch immerhin hatte sie noch zwei Bilder von ihm, die sie immer bei sich trug. Diese würde sie hüten wie einen Schatz.

Eilig trat der Zugführer auf uns zu und drängte uns zum Einsteigen.

Die Demenzkranken waren bereits in ihren Abteilen, nun sollten wir hinein, bevor der Ansturm der anderen kam, die noch einen Platz ergattert hatten. Mit immer noch düsterem Gesicht kletterte meine Mutter in den Waggon. Dahinter meine Schwester und ich. Großmutter und die Bedienstete hievten den Kinderwagen durch die Tür. Meiner Mutter wurde eine Sitzbank so zurechtgemacht, dass sie sich als Wöchnerin hinlegen konnte. Oma platzierte sich mit dem Kinderwagen im Mittelgang und ließ ihn nicht mehr los.

Bald füllte sich das Abteil um uns herum, bis dicht an dicht Menschen saßen, sich Koffer türmten und verstörte Kinder weinten. Auf der gegenüberliegenden Gangseite saß eine Frau mit ihren Kindern, die anscheinend nur ein Netz voller Obst dabeihatte. „Haben Sie nur so wenig mitgenommen?“, fragte meine Mutter erstaunt. „Ja, der Führer hat gesagt, die Wunderwaffe kommt“, gab die Frau zuversichtlich zurück. „Dann sind wir in zwei, drei Tagen wieder zu Hause.“

Betreten sahen die anderen Mitreisenden beiseite oder nestelten an ihren Siebensachen herum. Keiner sagte etwas. Die meisten hatten den Glauben an die Kriegspropaganda längst verloren. Dann ertönte ein Pfiff, es quietschte und ruckelte und der Zug fuhr schnaufend ab. Durch die Fenster beobachteten die Passagiere, wie Häuserfronten und altbekannte Gebäude Breslaus vorbeizogen. Wehmut lag in ihren Blicken. Sie ahnten, dass sie ihre Heimat womöglich für immer verließen. Was würde sie erwarten? Wie lange würde diese Reise dauern? Wohin würde sie sie führen?

Ballast auf der Flucht

Am 23. Januar 1945, einen Tag nachdem wir Breslau verlassen hatten, begann die Rote Armee, Brückenköpfe südwestlich der Stadt zu errichten – strategische militärische Stellungen an der Oder, die sich an der Grenze von deutschem und russischem Territorium befanden. Nicht viel später fingen die Russen an, die Festung Breslau einzukesseln. Wir waren gerade noch rechtzeitig davongekommen.

Unser Zug bewegte sich im Schneckentempo. Doch wir waren aus Breslau heraus. Unser erklärtes Ziel war das brandenburgische Meyenburg, ein kleines Städtchen in der Ostprignitz, wo ein Bekannter meines Großvaters ein Schützenhaus hatte, in dem wir unterkommen könnten. Meine Mutter hatte meiner Schwester Hannelore vorsorglich ein Schild umgehängt mit ihrem Namen und dem Ziel unserer Flucht. Auch am Kinderwagen, in dem ich immer noch lag, waren mehrere solcher Schilder angebracht.

Da bei Mutter aufgrund der Strapazen der Milcheinschuss ausgeblieben war, bekam ich Fläschchen mit angerührtem Milchpulver. Zufrieden trank ich auf dem Arm meiner Oma und schlief danach weich gebettet auf dem großen Stapel von Stoffwindeln im Kinderwagen ein. In eines der unteren Mulltücher war ein Brillant eingewickelt, den niemand dort vermutete. Ich war die unwissende Schatzhüterin. Irgendwann würden wir dieses kostbare Schmuckstück in Zeiten der Not eintauschen.

Nach zwei Tagen erreichte unser Krankenzug Liegnitz, 70 Kilometer westlich von Breslau, wohin die Demenzkranken verlegt wurden. Auch wir mussten aus unserem Wagen aussteigen und uns nach einer nächsten Fahrtmöglichkeit umsehen. Hier hörten wir von einem sogenannten Hotel, in dem wir übergangsweise unterkommen konnten. Es glich eher einer Stallung. Meine Großmutter brach in Tränen aus und stand hilflos herum, während meine Mutter immer schwächer wurde und glühte. Sie fieberte stark. Sie konnte eine Hebamme ausfindig machen, die höchst alarmiert war und sofort veranlasste, dass meine Mutter mit Blaulicht in ein Krankenhaus gebracht wurde – wir anderen fuhren alle mit. Sie hätte uns mit der hilflosen Großmutter nicht allein zurücklassen können.

Mutters Leben hing an einem seidenen Faden, Kindbettfieber war lebensbedrohlich. Gott sei Dank konnte ihr in der Klinik noch rechtzeitig geholfen werden und sie bekam ein Antibiotikum. So verbrachten wir die Nacht in der Klinik.

Von nun an hieß es täglich zu schauen, ob wir einen Platz in den wenigen Zügen ergattern konnten, die uns unserem Ziel näher bringen würden, oder wo wir an unvermuteten Endstationen Unterschlupf finden und etwas zu essen bekommen konnten. Nicht selten schliefen wir auf Bahnsteigen, wo es zumindest teilweise ein schützendes Dach gab. Manchmal konnten wir bei Leuten ein paar Nahrungsmittel kaufen oder eintauschen, manche nahmen uns sogar über Nacht auf und versorgten uns liebevoll.

Meine Mutter war eine Kämpferin und setzte sich, obwohl noch körperlich geschwächt, beharrlich und mit einer unglaublichen Stärke für ihre Familie ein. Meine Großmutter dagegen, die noch nie auf sich selbst gestellt gewesen war, brach oft in Tränen aus. Die Situation, die ständig so ausweglos erschien, überforderte sie. Meine Schwester klammerte sich meistens zitternd an meine Mutter und war ebenfalls immerzu in Tränen aufgelöst.

Ich war natürlich noch zu klein, um zu verstehen, was hier vor sich ging. Dennoch nahm ich unterbewusst wohl alles wahr, was an Bedrohung und Angst um mich herum geschah. Besonders auch, dass ich eine zusätzliche Last war – ein hilfloses, bedürftiges Bündel, das kaum Überlebenschancen hatte –, brannte sich tief in meine kleine Kinderseele ein. Ich war zu viel und es gab buchstäblich keinen Platz für mich. Manchmal, wenn es im Abteil zu eng war für den Kinderwagen, reiste ich verstaut im Gepäcknetz des überfüllten Zuges mit. Ich weinte viel und schrie nächtelang.

Während der Schwangerschaft hatte meine Mutter erfahren, dass Fritz, mein Vater, an der Front gefallen war. Ihr geliebter Fritz. Von Trauer und Zukunftsängsten umgetrieben, verfiel Mutter in eine unglaubliche Nervosität und begann, die Nächte durchzustricken. Irgendwie musste sie den Schmerz bewältigen, ihn wegstricken. Mit dieser inneren Unruhe war ich zur Welt gekommen und schrie sie nun lauthals aus mir heraus. Es war die Oma, die sich immer wieder liebevoll um mich kümmerte, mir Trost, Wärme und Geborgenheit schenkte.

Lange konnten wir nirgendwo bleiben. Die Rote Armee rückte nach und kam immer näher. Die Konzentrationslager an der jetzigen Front waren aufgelöst worden. Durch die Straßen von Plagwitz, wo wir zwischendurch Unterschlupf bei zwei gutherzigen Witwen gefunden hatten, marschierten barfuß, in meterlangen Schlangen, entlassene, ausgemergelte Häftlinge in ihren gestreiften Hemden. Die beiden älteren Frauen bereiteten heiße Getränke zu und reichten sie den ehemaligen KZ-Insassen durch die Fenster nach draußen. Ein furchtbarer, verstörender Anblick für die Frauen, die bislang nur Gerüchte über solche Lager gehört hatten. Da die Russen die Camps leer vorfinden sollten, waren die Häftlinge auf diese todbringenden Märsche durch die eisige Kälte geschickt worden.

Auch wir mussten nun schnell weiter. So brachte uns eine der Witwen kurz darauf zum Bahnhof und half uns, einen Zug nach Görlitz zu bekommen. Von hier schlugen wir uns weiter durch bis Dresden, wo Lilo lebte, die Verlobte meines Onkels Kurt, der im Afrikafeldzug gekämpft hatte. Mit Tränen in den Augen berichtete sie uns, dass er inzwischen in amerikanischer Gefangenschaft war. Wir waren erschüttert. Inzwischen lagen drei Wochen zehrende Flucht hinter uns. Ausgelaugt hofften wir, dass wir vielleicht bei Lilo bleiben könnten. Doch schon nach den ersten Tagen wurden wir eindringlich gewarnt: „Ihr müsst schnell wieder weg, in Dresden passiert bald etwas. Seit Tagen gibt es hier Aufklärungsflüge."

Alarmiert versuchte Mutter an drei aufeinanderfolgenden Tagen, einen Zug für uns zu finden. Ohne Erfolg. Doch schließlich gelang es ihr und so standen wir am 13. Februar wieder mit Kinderwagen, Sack und Pack am Bahnhof. Lilo begleitete uns, um uns zu versabschieden. Mit einem Zettel, auf den Lilo Kurts Postadresse in den USA notiert hatte, setzte sich meine Familie mit mir in den Waggon und winkte der jungen Frau aus dem Fenster zu, bis sie nicht mehr zu sehen war.

Nach nur zwanzig Kilometern kam der Zug abrupt zum Stehen. „Alle aussteigen!", hieß es. „Fliegeralarm!" An einer kleinen Bahnstation mitten im Nirgendwo mussten wir die Waggons verlassen und wieder auf dem eisigen Bahnsteig campieren. Bei Einbruch der Dunkelheit hörten wir plötzlich ein fürchterliches Dröhnen über unseren Köpfen. „Bomber!", rief meine Mutter entsetzt. Alle starrten in die Richtung, in die die Kampfflugzeuge steuerten: Das bislang vom Krieg verschonte Elbflorenz wurde angegriffen.

Es war die Nacht vom 13. auf den 14. Februar 1945, in der es unzählige Bomben auf Dresden hagelte und eine Zerstörung und ein Massensterben unvorstellbaren Ausmaßes angerichtet wurden. Nach den Sprengbomben wurden Brandbomben abgeworfen, deren Feuersturm die sächsische Stadt binnen kürzester Zeit in Schutt und Asche legte. Dresden brannte lichterloh.

Meiner Mutter und meiner Großmutter, die den fürchterlichen Angriff mit weit aufgerissenen Augen aus der Ferne beobachteten, gefror das Blut in den Adern. Was für ein schreckliches Szenario! So knapp waren wir dem Tod entronnen! Sie zitterten am ganzen Leib. Meine vierjährige Schwester, die in den Mantel meiner Mutter gewickelt auf der Erde lag, übergab sich die ganze Nacht. Nichts konnte sie mehr beruhigen.

Wie wir später erfahren sollten, kam auch Lilo, die wir noch wenige Stunden zuvor verabschiedet hatten, bei diesem Bombardement ums Leben.

Nur einen Tag später, am 15. Februar 1945, entbrannte zwischen der Roten Armee und der deutschen Wehrmacht eine heftige Schlacht um Breslau. Bald war auch unsere Heimatstadt größtenteils dem Erdboden gleichgemacht, gerade mal ein Drittel der Häuser stand noch. Auch das großzügige Anwesen meiner Vorfahren war nur noch ein Trümmerberg, die Kirschbäume niedergebrannt. Nun waren wir wirklich heimatlos. Nie wieder würden wir zurückkehren.

Ende der Odyssee

Der Krieg folgte uns weiter dicht auf den Fersen. Fortwährend hörte man davon, dass Flüchtlingstrecks unter Beschuss der nachrückenden Roten Armee gerieten, dass Menschen brutal behandelt, vergewaltigt oder ermordet wurden. Immer deutlicher zeichnete sich ab, dass die deutsche Wehrmacht dabei war, den Krieg zu verlieren, auch wenn die Kriegspropaganda weiterhin zum Durchhalten aufrief. Verzweifelt schürte sie Hoffnung, um die Tatsache der baldigen Niederlage zu vertuschen und die einsetzende Panik der Bevölkerung hinauszuzögern.

Schließlich kamen wir tatsächlich in Meyenburg in der Ostprignitz an. Es war unwirklich und doch konnten wir hier wie geplant eine kleine Einliegerwohnung im Schützenhaus beziehen. Meine Großmutter atmete auf und kümmerte sich erleichtert um den Haushalt. Doch auch hier warnte man uns bald, dass „der Russe" nicht mehr weit sei. Eilends ließ meine Mutter mich dort von Diakonissen nottaufen, das Donnergrollen des Krieges nur noch acht Kilometer von uns entfernt.

Durch die zufällige Begegnung mit einem Arzt, der meine Mutter noch aus ihrer Ausbildung kannte, erhielten wir die Möglichkeit, mit einem Lazarettzug in Richtung Lübeck aufzubrechen und so der heranrückenden Front zu entfliehen. Doch Oma war nicht zu bewegen. „Ich bleibe. Hier gehe ich nicht mehr weg!", stieß sie stoisch hervor. Sie wollte und konnte nicht mehr.

Erst als sie sah, wie Mutter entschlossen das Gepäck auf einen Handkarren lud, den sie im Schuppen neben dem Schützenhaus gefunden hatte, und Anstalten machte, auch ohne sie abzureisen – das hätte Mutter natürlich nie wirklich getan –, holte Oma rasch die Stoffwindeln von der Leine, die noch im Regen hingen, und warf sie zusammen mit ihren Habseligkeiten auf den Bollerwagen. Dann machten wir uns auf zum Bahnhof.

Wieder waren wir also unterwegs. In langsamen Etappen näherten wir uns Schleswig-Holstein. Immer wieder blieb der Zug stehen, manchmal auch mehrere Tage lang, weil die Strecken vor uns von anderen Lazarettzügen verstopft waren.

In Herrnburg, Schleswig-Holstein, machten wir wieder einmal unfreiwillig Station. Eilig stieg meine Mutter mit ihrem Pelzmantel und ihren Puschen aus unserem Waggon, um im Wärterhäuschen ein Milchfläschchen für mich zuzubereiten; im Zug selbst war kein heißes Wasser zu bekommen. Der Diensthabende war sehr entgegenkommend und stellte Mutter seine kleine Teeküche zur Verfügung. Er gab ihr auch den Hinweis, dass nebenan ein Bäcker sei, wo sie möglicherweise Brot bekommen könne. Doch der Bäcker war gerade erst von Russen geplündert worden. Also stieg Mutter wieder in den wartenden Zug ein und gab mir die Flasche.

Einige Stunden später machte sie sich erneut auf den Weg und fragte beim Bäcker nach etwas Essbarem. Doch wieder war kein Brot da und so kehrte Mutter mit leeren Händen zum Bahnsteig zurück. Dort musste sie entsetzt feststellen, dass von unserem Zug weit und breit nichts zu sehen war. Blanke Panik ergriff meine Mutter. Ihre Kinder waren doch im Zug!

Nach einigen Schrecksekunden fasste sie sich und rannte zum Bahnwärter. „Die Eisenbahn ist ohne mich weitergefahren! Meine Kinder!", stieß sie atemlos hervor. „Der Zug hat Einfahrt nach Lübeck", erklärte ihr der Wärter gelassen. „Sie können ihm zu Fuß hinterher. Aber nicht an den Schienen entlang, die verzweigen sich zu oft. Am besten am Russenlager vorbei und dann über die Landstraße nach Lübeck." Mit einem Blick auf Mutters Kleidung fügte er hinzu: „Nur den Pelzmantel, den sind Sie dann los, den werden die Russen Ihnen abknöpfen."

Mit laut pochendem Herzen lief Mutter auf die Straße, wo sie auf eine andere Krankenschwester traf, die noch ihre charakteristische Haube trug. Sie hatte ebenfalls den Zug verpasst. Gemeinsam eilten die beiden in die Richtung, in die der Bahnwärter sie gewiesen hatte.

Nach einer Weile hielt ein Jeep voller Soldaten neben ihnen an. Ängstlich blickten die jungen Frauen zum geöffneten Fenster. Im Wagen saßen Landsmänner, deren Einheit aufgelöst worden war, wie die weißen Armbinden an ihren Uniformen verrieten. „Wohin wollen Sie denn?", fragten sie, da offensichtlich war, wie verstört und orientierungslos die beiden Frauen waren. „Nach Lübeck", erwiderte meine Mutter. „Wir auch! Wir können Sie mitnehmen!"

Die beiden Krankenschwestern sahen sich erstaunt an, verständigten sich durch ein kurzes Nicken, das Angebot anzunehmen, und kletterten schließlich erleichtert auf den Geländewagen. So wurden sie das letzte Stück bis Lübeck von den Soldaten kutschiert und meiner Mutter blieb ihr warmer Pelzmantel erhalten.

In Lübeck angekommen, fragten sich die jungen Frauen zum Bahnhof durch. Doch der Zug war auch dort nicht aufzufinden! Schreckensbleich vergewisserte sich meine Mutter auf allen Bahnsteigen. Sie kannte die Zugnummer ganz genau: 656. Eine Zahl, die sie bis an ihr Lebensende nicht vergessen würde. Was jetzt? War der Zug schon wieder abgefahren, hatte er eine andere Strecke genommen?

Schließlich erfuhr Mutter, dass er nur einen Kilometer hinter Herrnburg wieder zum Halten gekommen war. So rannten die beiden Frauen die Schienen entlang wieder aus Lübeck hinaus. Ihr durch eine Kinderkrankheit verkürztes Bein ließ meine Mutter schwer hinken, was sie sonst durch Ausgleichsschuhe gut kompensieren konnte. Aber sie hatte ja immer noch ihre Puschen an. Ausgerechnet!

Da kam der Zug auch schon angerattert. Gott sei Dank! Mutter und die andere Krankenschwester sprangen zur Seite und machten durch wildes Winken auf sich aufmerksam. Als meine Oma, die schon ganz aufgelöst war, sie durchs Zugfenster erblickte, rang sie um Fassung.

Mit letzter Kraft rannten die beiden Frauen dem Zug hinterher, zurück zum Lübecker Bahnhof. Dort kletterten sie am schimpfenden Zugführer vorbei in den Waggon und Mutter stellte mit großer Erleichterung fest, dass wir alle wohlbehalten im Abteil saßen. „Ich dachte schon, ich hätte euch verloren", keuchte sie und ließ sich mit Tränen in den Augen auf den Sitz fallen.

Durch die überfüllten Schienen blieb der Zug noch den ganzen Tag und die nächste Nacht im Bahnhof stehen. Wir Flüchtlinge konnten erst einmal in unserem schützenden Waggon bleiben. Bevor er am nächsten Tag wieder abfuhr, mussten wir raus. In die Ungewissheit, die Lübeck für uns bereithielt.

Lübeck

Mit uns waren zu dieser Zeit zwölf Millionen Deutsche auf der Flucht, aus Ost- und Westpreußen, Pommern, Schlesien, dem Sudetenland, Siebenbürgen und anderswo. Wie wir flohen sie vor dem Krieg, waren von den Siegermächten vertrieben worden und ließen ihre Heimat hinter sich – wie es schien, für immer.

Viele Flüchtlinge sammelten sich in Nordwestdeutschland, da die Russen vom Osten her näher rückten und die Alliierten aus den anderen Richtungen vordrangen. Natürlich hatte auch hier überall der Krieg gewütet, viele Deutsche standen verwitwet, verwaist, verletzt und wohnungslos vor dem Nichts.

So waren die strandenden Flüchtlingsmassen eine große zusätzliche Last. Die meisten wurden in ländliche Regionen verteilt, die weniger von der Zerstörung betroffen waren, ein Großteil davon nach Schleswig-Holstein, das dadurch innerhalb kürzester Zeit einen enormen Bevölkerungszuwachs erlebte: Auf vier gebürtige Schleswig-Holsteiner kamen drei Flüchtlinge aus den Ostgebieten.

Auch wir waren in Lübeck gestrandet, wo unsere ungewisse, von Hunger, Kälte und Ängsten geprägte Odyssee im Mai 1945 ihr Ende nahm.

Der Krieg war vorbei. Doch wir hatten alles verloren – unsere Heimat, Freunde, unser Ansehen, unseren Besitz, den meine Familie sich über Jahrzehnte erarbeitet hatte. Hier waren wir nun Flüchtlinge, fremde Deutsche, mit Millionen anderen, die das ausgezehrte, vom Krieg geschundene Deutschland nun zusätzlich bevölkerten.

Der noch brauchbare Wohnraum war ohnehin begrenzt, jeder Fünfte in Deutschland hatte sein Dach überm Kopf verloren, die Lebensmittel und Güter des alltäglichen Lebens waren knapp. Und auch diejenigen Einheimischen, deren Häuser noch standen, hatten arge Verluste zu beklagen, hungerten, bangten oder trauerten um

Männer und Söhne und sahen einer ungewissen Zukunft entgegen. Und nun war die Bevölkerung von Schleswig-Holstein durch die Flüchtlinge auch noch so rasant angewachsen. Eine Überforderung für alle.

Die Politik entschied, dass Geflüchtete über Zwangszuweisungen in die Häuser und Wohnungen sesshafter Deutscher einquartiert werden sollten oder in behelfsweise aufgebaute Lager. Auch wir hätten in eins dieser Flüchtlingscamps kommen sollen, aber da hatten die Behörden die Rechnung ohne die kämpferische Beharrlichkeit meiner Mutter gemacht. Nur Kriegsversehrte durften sich zum Wohnungsamt aufmachen, wo ihnen mit viel Glück eine Bleibe zugewiesen wurde.

Doch ein Lager kam für Mutter nicht infrage. Also sagte sie selbstbewusst zu dem Beamten: „Ich suche ein Quartier für zwei Erwachsene und zwei Kinder." „Sie haben aber Mut", konterte der Mann hinter seinem Tisch spöttisch. Das brachte Mutter auf hundert: „Ich will Ihnen mal was erzählen", polterte sie los. „Sie sind heute aus Ihrem warmen Bett gestiegen, sitzen hier und fertigen die sogenannten unliebsamen Eindringlinge ab. Ich habe draußen einen Kinderwagen stehen. Das Kind ist ein Vierteljahr alt, und so lange bin ich unterwegs. Wenn Sie morgen wieder aus Ihrem warmen Bett in Ihre warme Dienststelle kommen, steht dieser Kinderwagen da. Was Sie dann damit machen, ist mir scheißegal!"

Der Beamte stutzte und brachte kein Wort mehr heraus. Ein älterer Herr, der auch zum Amt gehörte und den Ausbruch meiner Mutter mitbekommen hatte, ging langsam auf sie zu und sagte leise: „Gehen Sie mal ganz schnell zum Marquardplatz 3 in die zweite Etage, da sind Bombengeschädigte ausgezogen, die ein Quartier bekommen haben." Dankbar nickte Mutter ihm zu und rannte voller Glück los.

Bei besagter Adresse, einem herrschaftlichen Haus, ging sie durch den offenen Toreingang und stieg das Treppenhaus hinauf, wo sie aufgeregt an der Wohnungstür im zweiten Stock klingelte. Sie fühlte sich klein wie eine unliebsame Bittstellerin. Eine Frau mit Tabakpfeife im Mundwinkel öffnete. Kritisch musterte sie meine Mutter und fragte bärbeißig: „Wie viele sind Sie?“ „Zwei und zwei. Eins der Kinder ist ein Säugling.“ „Holen Sie sie“, sagte sie im Kommandoton, „und kommen Sie bald wieder.“ Mit weicherer Stimme fügte sie hinzu: „Ich mache dem Baby solange eine warme Badewanne.“

Es war nicht zu fassen! Hier im Haus war tatsächlich noch Platz für sie! Dankbar machte Mutter kehrt und stieg hastig die Treppen hinab. So schnell sie ihre Beine trugen, machte sich Erna Pottag mit der großartigen Nachricht wieder auf zu uns. Wir hatten uns, wie viele andere Gestrandete, in der Ernestinenschule am Koberg niedergelassen, bis wir wissen würden, wohin es weiterging. „Wir haben anderthalb Zimmer und Küche!“, verkündete Mutter triumphierend. „In einer herrschaftlichen Wohnung am Marquardplatz!“ Meine Oma wurde von Mutters Begeisterung kurz aus ihrer Lethargie gerissen und half, unsere wenigen Habseligkeiten eilig zusammenzuraffen.

Bis wir schließlich bei unserer neuen Wirtin außerhalb der Altstadt ankamen, war das Badewasser bereits kalt geworden. Doch die Frau holte erneut Späne und Holz hervor und wärmte es wieder auf. Für das „Pimperle“, wie sie mich von da an zärtlich nannte.

Ohne viele Worte führte sie uns in ein großes möbliertes Zimmer mit hohen Decken, großzügigen Fenstern, einem venezianischen Leuchter, Stühlen und einem Tisch. Sogar ein ausladender Balkon ging von hier ab. Neben dem großen Raum war noch ein kleines Zimmer, in dem ein Feldbett stand, und im angrenzenden Bad konnte notdürftig eine Küche eingerichtet werden. Erschöpft stellten alle die Rucksäcke und Taschen ab. Nach drei Monaten hatten wir endlich wieder ein Zuhause. Oma ließ sich wortlos auf das Feldbett fallen und schlief sofort ein.

Die Wirtin brachte uns später noch aus eigenem Antrieb, was sie entbehren konnte: Gardinen, Kerzen und einen weiteren Leuchter. Hinter ihrer mürrischen Miene und dem von der Pfeife stets nach unten verzogenen Mundwinkel verbarg sich ein weites Herz.

Als meine Oma aus ihrem erschöpften Schlaf erwachte, verbarg sie ihr Gesicht in den Händen. „Was ist bloß aus uns geworden?“, schluchzte sie. Ja, sie hatte überlebt, auch ihre Tochter und die zwei Enkel waren der Gefahr des Krieges entkommen. Doch wie nur sollte sie sich auf dieses neue Leben hier einlassen? All ihre Kräfte schienen aufgezehrt. Was sie vor wenigen Wochen noch gehabt hatte und wer sie gewesen war, war ihr zwischen den Fingern zerronnen. Mit einem Mal waren sie Bittsteller, angewiesen auf die Barmherzigkeit und Großzügigkeit anderer. „Was ist bloß aus uns geworden?“, wiederholte sie wieder und wieder.

Für die erste Zeit schliefen wir improvisiert: Oma auf dem Feldbett, ich im Kinderwagen und meine Schwester auf Kissen und Decken auf dem Boden. Mutter schob sich zwei Stühle zu einer Bettstatt zusammen. Die freundliche Wirtin bot ihr bald an, im Herrenzimmer auf dem Sofa zu nächtigen. Da habe sie es bequemer.

In diesem Raum stand auch ein Flügel. „Kann jemand von euch Klavier spielen?“, fragte die Gastgeberin interessiert. Ja, meine Großmutter. So munterte Mutter sie auf, das Instrument doch einmal auszuprobieren. Oma fasste sich ein Herz, näherte sich ehrfürchtig dem Flügel, öffnete behutsam den Deckel, setzte sich auf den Hocker und legte ihre Hände auf die Tasten. Dann begann sie mit geschlossenen Augen zu spielen: „Sei gepriesen, du lauschige Nacht“. Tränen rannen ihr über die Wangen, während sie sich nach Breslau zurückspielte, in ihr sorgloses, unbeschwertes Leben. Auch bei meiner Mutter, deren Pragmatismus sonst immer die Emotionen in Schach hielt, brachen nach den ersten Takten die Dämme.

In der ersten Zeit hielten wir uns mit den Lebensmittelkarten über Wasser, die meine Mutter bekam, nachdem sie bald als Krankenschwester Arbeit gefunden hatte. Nach einigen Monaten stieß Mamas Bruder, mein Onkel Kurt, zu uns, der aus der amerikanischen Kriegsgefangenschaft entlassen worden war. Mutter und er waren über Briefe in Kontakt geblieben und so hatte er uns ausfindig gemacht. Kurt war ein weichherziger Mann, der ein besonders enges Band zu seiner Schwester Erna hatte und als mein Patenonkel eine Art Vaterrolle für mich übernehmen sollte.

Als im Zuge der Währungsunion 1948 der Bevölkerung ein Kopfgeld von 40 Reichsmark ausbezahlt wurde, kaufte er von diesem ungewöhnlichen Vermögen eine Laute für seine Schwester. Meine musikalische Mutter war überglücklich, spielte voller Freude dieses Saiteninstrument und sang mit ihrer schönen kräftigen Stimme Lieder dazu.

Wir richteten uns ein in unserem neuen Leben in Lübeck. Meine Schwester wurde hier eingeschult und ich wuchs zu einem quirligen Kleinkind heran.

An einem sonnigen Samstag lief ich an Omas Hand durch die Lübecker Straßen. Mit meinen drei Jahren stolperte ich an ihrer Seite über das grobe Kopfsteinpflaster der Innenstadt. Dann hielten wir vor einem großen Gebäude, wo wir uns in eine Schlange von Menschen einreihten – neugierig beobachtete ich die anderen kleinen Kinder, die bei ihren Müttern auf dem Arm schliefen, an deren Händen zerrten, schrien oder lachend auf dem Gehsteig herumhüpften. Als wir bis ins Haus vorgerückt waren, erspähte ich einen langen Tisch, an dem Frauen Essen für die Kinder ausgaben. Hier in diesem Schulhaus hatten amerikanische Mennoniten eine wohltätige Speisung für Kleinkinder bis drei Jahren eingerichtet. Als ich an der Reihe war, füllte die Frau mir eine große Kelle in ein Geschirr. Jetzt sah ich, was es gab: Milchsuppe. Enttäuscht rümpfte ich die Nase. Die mochte ich nicht! Eigenwillig drehte ich den Kopf zur Seite. Oma wusste, dass hier nichts zu machen war, sie kannte meine Sturheit. „Dürften wir die Schale wohl für die andere Enkelin mitnehmen?“, versuchte sie es zaghaft. Ohne eine Antwort abzuwarten, begann ich wie auf Kommando ein Kinderlied zu singen. Die Frauen an der Ausgabe lächelten und nickten. Gern ließen sie mich das Kochgeschirr für Lore mitnehmen und so sorgte ich für meine unterernährte Schwester. Ich selbst hatte mir trotz des Mangels wundersamerweise ein recht properes Äußeres zugelegt. Wie das kam, konnte sich niemand erklären. Doch mein Kosename „Dickie" kam nicht von ungefähr.

In Lübeck kannten wir anfangs nur wenige schlesische Flüchtlinge. Am Markttag wurde auf dem Rathausplatz ausgerufen: „Alle Breslauer treffen sich heute Nachmittag um 15 Uhr hier auf dem Marktplatz." Über Mund-zu-Mund-Propaganda erfuhren davon alle, die dazugehörten. Bei den Treffen – anfangs auf dem Marktplatz, später in einem kleinen Restaurant – kam dann auch Mutters kostbare Laute zum Einsatz.

Wenngleich ich Mutter oder Großmutter nie davon sprechen hörte, dass sie in ihre Heimat zurückwollten oder wie sehr sie Breslau vermissten: Das Volksgut, das mit großer Ernsthaftigkeit gepflegt wurde, und die Heimatlieder, die dort voller Sehnsucht gesungen wurden, erzählten unmissverständlich vom Heimweh und vom schwerwiegenden Verlust.

Doch es galt, nach vorn zu schauen, hier etwas Neues aufzubauen. Meine Mutter hatte mittlerweile eine Arbeitsstelle in der Lübecker Uniklinik bekommen. Und so zogen wir bald in eine nahe gelegene, kleine eigene Wohnung. Wir waren dabei anzukommen und hier in Schleswig-Holstein Fuß zu fassen.

Geliebte Großmutter

In der Zwischenzeit lernte meine Mutter auf einem Karnevalsfest einen Mann kennen, Kuno, den sie nicht viel später heiratete. Er war Däne, nicht im Krieg gewesen und für Nachkriegsverhältnisse relativ wohlhabend. Seine Mutter missbilligte ihre neue Schwiegertochter aufgrund ihrer körperlichen Behinderung, die die junge Schlesierin aber meistens durch elegante lange Röcke und ihre Ausgleichsschuhe zu kaschieren wusste.

Doch die Ablehnung durch die Schwiegermutter war beileibe nicht das Schlimmste an dieser unheilvollen Beziehung. Erna Pottags neuer Ehemann war ein harscher Mensch und wollte keine Kinder um sich haben. So lehnte er es ab, uns Schwestern mit zu sich zu nehmen. Irgendwie hatte Mutti durchgesetzt, dass wenigstens ich, die Vierjährige, mitkommen durfte. Die inzwischen achtjährige Lore blieb bei meiner Großmutter. So zogen wir aus Lübecks Innenstadt nach Genin hinaus, ein kleines Dorf südwestlich von Lübeck, das schon zu Beginn des 19. Jahrhunderts eingemeindet worden war. Doch im Grunde lebten wir hier auf dem Land, umgeben von Feldern, Weiden und Sumpfwiesen.

Mein Stiefvater hatte in Genin eine Baumschule samt Rosenzucht gekauft und daneben ein einfaches Holzhäuschen, in dem wir wohnen konnten. Zwar ohne Strom und fließendes Wasser, doch immerhin etwas Eigenes. Hier lebten auch eine Ziege, ein Schaf, ein Hund und Hühner, wovon einige aber vorerst keinen eigenen Stall hatten. So hauste die Ziege in der Küche und zerrte scharrend den nicht allzu schweren Stuhl hinter sich her, an den sie gebunden war.

Wenn meine Großmutter uns besuchen kam und mal auf die Toilette musste, klammerte sie sich besorgt an meiner Hand fest. Gemeinsam umrundeten wir in großem Bogen die Ziege, die uns mit ihren hervorstehenden Augen und ihren länglichen Pupillen musterte.

Dann öffneten wir die Tür zum Plumpsklo, das direkt neben der Küche lag.

Flehentlich sah Großmutter mich an. Ich wusste sofort, was zu tun war, denn in dem engen Klohäuschen wohnte unser Schaf. Meine Oma, die in feinem Hause aufgewachsen war, die Glacéhandschuhe getragen und eine Ausbildung für höhere Töchter erhalten hatte, hatte Angst vor diesen unberechenbaren Tieren.

Sie brachte es nicht fertig, sich an diesem großen Wollpolster vorbeizudrängen und sich dann, Aug in Aug mit dem Tier, auf den Donnerbalken zu setzen. So stellte ich mich zwischen sie und das Schaf. Arme Oma. Nicht nur das schlichte Plumpsklo musste sie ertragen, wenn sie bei uns zu Besuch war; immer war sie auch diesen Tieren ausgesetzt. Doch es hinderte sie nicht daran zu kommen, und ich freute mich wie eine Schneekönigin, wenn sie da war.

In Bad Schwartau, einem Städtchen genau auf der anderen Seite von Lübeck, hatte meine Großmutter eine winzige Wohnung gefunden, die sie mit staatlicher Hilfe bezahlen konnte. Wenn Großmutter uns regelmäßig für einen Tag besuchen fuhr, durfte meine Schwester nicht mitkommen; selbst das erlaubte mein Stiefvater nicht. Lore blieb dann bei unserer Großtante Grete, Omas ebenfalls in Schleswig-Holstein gestrandeter Halbschwester.

Zu unserem Zuhause in Genin gehörte auch noch Harras – ein scharfer Schäferhund. Gott sei Dank war er in seiner Hundehütte angekettet. Dieses wilde Tier biss alle, die ihm zu nahe kamen, außer meine Mutter, die ließ er aus irgendeinem Grund an sich heran. Mein Stiefvater trat immer heftig mit seinen Stiefeln in die Hundehütte hinein; kein Wunder, dass der Hund aggressiv war.

Leider beließ es dieser brutale Mann nicht dabei; er wurde obendrein gewalttätig gegen meine Mutter und auch ich war bald harte Prügel gewohnt. Meine zarte Kinderseele, die sowieso schon vom Kampf ums Überleben, Anpassen und Durchhalten geprägt war, musste nun auch noch die Szenen aushalten, die ich hier miterlebte.

Wie sehr beneidete ich meine Schwester, die diesen tyrannischen

Menschen nicht ertragen musste und bei unserer Großmutter leben durfte. Oma war im Grunde meine einzige Bezugsperson; Mutter hatte genug zu tun mit ihrem brutalen Ehemann. Wenn sie früh am Morgen von einer Nachtschicht als Krankenschwester zurückkam, melkte sie immer noch das Schaf und die Ziege, erledigte den Haushalt und bereitete das Mittagessen vor. Dann legte sie sich hin und wollte nicht gestört werden.

Mein Stiefvater betrieb in Genin eine Baumschule und Rosenzucht, die gutes Geld abwarf. Doch es gab auch viel Arbeit. Natürlich musste ich, als ich etwa fünf oder sechs Jahre alt war, ebenfalls mithelfen. Da saß ich bei Eiseskälte zusammen mit meiner Mutter in einer kleinen Holzhütte am Straßenrand, um die geschlagenen Nadelbäume als Weihnachtsbäume zu verkaufen.

Am meisten hasste ich das Unkrautjäten zwischen den Rosen. Stundenlang hockte ich an den endlos langen Beeten – neben anderen Helfern, die ihre Reihe zu erledigen hatten – und zupfte widerspenstige Pflanzen aus der Erde, damit sie den Rosen nicht die Nährstoffe, den Platz und das Wasser streitig machten. Wenn ich die Letzte war, wurde ich bestraft, also arbeitete ich schnell und unsauber. Doch auch dann konnte es passieren, dass mein Stiefvater nicht zufrieden mit meiner Arbeit war und ich Prügel bekam oder er die gefürchtete Höchststrafe verhängte: Der Wochenendbesuch bei Großmutter wurde gestrichen!

Dann weinte ich bitterliche Tränen. Meine Oma war meine Oase, meine Zuflucht. Sie nahm mich immer fest in die Arme und kuschelte mit mir. Ach, wie sehr sehnte ich mich nach ihrem Duft und der Unbeschwertheit, mit der sie trotz aller Umstände wieder durch das Leben ging und auch meiner verhuschten Seele für einen kurzen Moment Flügel verlieh. In Genin hingegen fror ich innerlich und machte mich lieber unsichtbar.

Eines Tages fuhr ich, wie so oft, mit meinem Tretroller über die Sumpfwiesen von der Schule nach Hause. Der Wind wehte mir ins Gesicht, meine dicken Zöpfe flogen und meine weißen Kniestrümpfe, die ich zu dem karierten Wollrock trug, leuchteten in der Sonne. Den Schulranzen auf dem Rücken sauste ich nach Genin. Plötzlich ruckelte es und ich stürzte der Länge nach auf den staubigen Weg. Ich hatte einen Stein übersehen. Sogleich schossen mir Tränen in die Augen, meine Knie bluteten und meine zuvor blütenweißen Strümpfe waren schmutzig.

Der brennende Schmerz an den Schürfungen ließ mich nur ganz langsam wieder aufsteigen und weiterfahren. Ich biss die Zähne zusammen. Wie gerne wäre ich jetzt bei Omi, die pusten und mich trösten würde. Doch Mutter würde ich davon nichts erzählen. Statt Trost zu bekommen, müsste ich eher damit rechnen, ausgeschimpft oder gar bestraft zu werden. Immer bestimmten ein vorwurfsvoller Ton und hohe Erwartungen an mein Benehmen, wie Mutter mit mir sprach. Physisch war sie ohnehin selten anwesend, aber auch wenn sie da war, war die Atmosphäre kühl und distanziert. Meistens wollte sie ihre Ruhe haben oder war einfach mit sich beschäftigt. Es war besser, nicht aufzufallen und meine Traurigkeit für mich zu behalten.

Zu Hause angekommen, verhielt ich mich mucksmäuschenstill. Mutter hatte sich schon ins Bett gelegt nach ihrem Nachtdienst in der Lübecker Uniklinik. Also aß ich, was auf dem Herd stand, wusch danach heimlich und fast geräuschlos die verdreckten Kniestrümpfe aus und sprach auch am Abend mit keinem Sterbenswörtchen von meinem schmerzhaften Unfall.

Sowieso hatte ich beim Abendessen nichts zu melden. Bei den gemeinsamen Mahlzeiten musste ich stehen und den Mund halten, während meine Mutter und mein Stiefvater saßen. Wenn er da war, sprach ich sowieso nicht, seine herrische Autorität ließ das nicht zu. „Hast du schon wieder die teuren, feinen Würste gekauft!“, blaffte er meine Mutter an. „Die groben hätten es doch auch getan!“ Offen blickte meine Mutter ihrem Mann ins Gesicht und erwiderte lapidar: „Wenn wir es uns leisten können, soll es auch schmecken! Ich sehe nicht ein, warum wir sparen sollten.“ „Verwöhntes Weib!“, schalt er sie und schlug knallend mit der flachen Hand auf den Tisch. Ich zuckte zusammen, senkte aber sofort wieder den Blick auf mein Essen.

Am liebsten wäre ich unsichtbar gewesen. Zu oft hatte ich erlebt, dass dieser aufbrausende, jähzornige Mann erst laut und dann handgreiflich geworden war. Auf keinen Fall wollte ich ihm Anlass dazu bieten. Da Mutter nicht weiter Kontra gab, wuchs der Streit diesmal nicht zu einem zerstörerischen Orkan an. Geduckt kaute ich auf einem Stück Bratwurst herum, die mir, ob fein oder grob, nicht schmecken wollte, und tröstete mich mit dem sehnlichen Gedanken ans Wochenende, wenn ich mich in der Gegenwart von Oma wieder würde aufwärmen können. Dann würde alles gut werden.

Als der Samstag endlich gekommen war, hüpfte ich mit meiner kleinen Tasche zur Straßenbahn und stieg voller Vorfreude in einen der Waggons ein. Klingelnd fuhr die Bahn ab. Ich ließ Genin und all die unschönen Erinnerungen für zwei unbeschwerte Tage hinter mir.

Gespannt blickte ich aus dem Fenster, genoss das lustige Rattern der Räder auf den Schienen unter mir. Dann spürte ich sie langsam – die mir wohlvertraute Übelkeit, die mich in der Straßenbahn stets früher oder später überfiel. Ganz fest dachte ich an meine Oma. In einer guten halben Stunde würde ich es überstanden haben und dann war ich bei ihr! Der Gedanke an sie hielt mich aufrecht und ließ mich tapfer durchhalten.

Bei Oma angekommen, klingelte ich ungeduldig, und als sie mir die Tür zu ihrer Wohnung im Erdgeschoss öffnete, fiel alles von mir ab. Stürmisch warf ich mich in ihre Arme, die mich liebevoll umschlossen, und nahm frohgemut den Duft meines Lieblingsessens wahr: Hühnersuppe mit Sternchennudeln, die sie wieder für mich gekocht hatte.

Dann betrat ich die winzige Wohnung, die gerade mit dem Nötigsten ausgestattet war: einem Tisch, einem Ofen und einem Etagenbett, in dem meine Schwester oben schlief, Oma die untere Matratze für sich hatte. Wenn ich am Wochenende da war, durfte ich immer unten bei meiner Großmutter mit ins Bett krabbeln und genoss es, mich nachts in ihre liebevollen Arme zu schmiegen.

Wie freute ich mich auch, meine Schwester wiederzusehen und mit ihr zu spielen. Hier musste ich nichts arbeiten, durfte beim Essen sitzen und mich mit den beiden unterhalten. Eines Tages bekam Lore einen lästigen Bandwurm. Der Arzt hatte ihr eine grässliche Medizin verschrieben. Oma ging mit dem Fläschchen auf meine Schwester zu, die das Gesicht verzog und laut „Bäh, ich will das nicht schlucken!" rief. „Das wird dir helfen, den Bandwurm zu bekämpfen", versuchte es Oma mit sachlichen Erklärungen. Doch Lore war schon vom Tisch aufgesprungen und nahm Reißaus. Flink schnappte sich meine Großmutter den großen Regenschirm, sauste lachend hinter Lore her und versuchte sie spaßig mit dem gebogenen Griff einzufangen. Was für ein Fangenspiel! Kichernd stand ich am Rand des Geschehens und hielt mir die Hand vor den Mund. Nach einigen Runden um den Tisch ging Oma die Puste aus. Lachend ließen sich Lore und Oma auf die Stühle sinken. Mit zugehaltener Nase und einem großen Glas Wasser, das Lore hinterherspülen konnte, war sie schließlich bereit, den bitteren Saft auf einem Löffel einzunehmen.

Das winzige Zimmer meiner Oma war so oft mit Freude gefüllt. Wie glücklich machte mich es, wenn sie sich über eigene Missgeschicke einfach nur amüsierte, anstatt sich zu grämen. Von meiner Großmutter ging etwas Unbeschwertes aus, sie hatte trotz der traumatischen Fluchterfahrung ihren Humor wiedergefunden. Sie wusste, wie ungeschickt und unselbstständig sie war. Doch sie lachte dieser Tatsache einfach ins Gesicht.

Bislang hatten in ihrem Leben entweder ihr Mann oder ihre Tochter all die praktischen Dinge für sie erledigt. Nun musste sie sie selbst angehen. Bei meinem Besuch versuchte sie abends, Socken zu stopfen. Was hatten wir für einen Spaß! Sie wusste beim besten Willen nicht, wie das ging, nie hatte sie Handarbeiten – außer Sticken – gelernt, Socken hatte sie nie reparieren müssen, davon hatte es in ihrer Familie immer genug gegeben. Beherzt nähte sie die großen

Löcher mit engen Stichen zu, anstatt um ein Stopfei herum den ausgerissenen Teil mit Stopfgarn zu überbrücken. Am Ende zog sich die Socke an den Zehen so eng zusammen, dass sie drei Nummer kleiner und damit völlig unbrauchbar geworden war. Aber Oma schmunzelte nur über ihre Talentlosigkeit in diesen Dingen. Was half es auch, sich darüber aufzuregen? „Lore, möchtest du sie vielleicht anprobieren? Mir passen sie jetzt leider nicht mehr", lachte sie fröhlich. Lore und ich glucksten vor Übermut.

Wie sehr ich Oma dafür liebte. Keine Vorwürfe, keine Schuldzuweisung, keine schlechte Laune oder Bitterkeit, wenn mal etwas schiefging – bei ihr oder bei anderen. Bei ihr konnte mein Kinderherz auftanken.

Innerlich weinte meine Seele, als ich mich nach einem so unbeschwerten Wochenende wieder auf den Weg nach Genin machte. Mit hängenden Schultern stieg ich in die Straßenbahn ein, winkte Oma und Lore zu, die mich begleitet hatten, und fuhr traurig wieder nach Hause.

Hass gesät

Als ich zu Hause ankam, hörte ich schon von außen heftiges Geschrei. Meine Mutter und mein Stiefvater stritten sich lauthals. Eingeschüchtert verharrte ich vor der Tür und wartete. Mutter schrie auf und ich vernahm einen donnernden Rums. Ich zuckte unwillkürlich zusammen und stellte mich tot. Wutentbrannt brüllte Kuno, um kurz darauf aus der Tür hinaus- und an mir vorbeizustürmen. Ich zählte bis zwanzig und trat dann vorsichtig und mit zitternden Knien ins Haus. Mutter saß, ihr Gesicht in den Händen verborgen, am Tisch. Auf dem Boden lag das schwere schmiedeeiserne Bügeleisen. Es hatte eine tiefe Schramme im hölzernen Küchenfußboden hinterlassen, einige Holzsplitter und Späne ragten aus der demolierten Diele. Ängstlich schlich ich an Mutter vorbei, die mich nicht wahrnahm, und verkrümelte mich still in meine Ecke. Ich wagte nicht, sie anzusprechen.

Meine Mutter stand kurz darauf energisch auf, als hätte sie eine Entscheidung getroffen. Dass sie aus dieser Beziehung fliehen musste, um sich und mich zu schützen, war ihr längst klar.

Dann wurden meine Schwester und ich in die Schweiz verschickt. Durch ärztliche Untersuchungen und aufgrund unserer Lebensumstände hatten wir das „Glück", am Programm des Schweizerischen Roten Kreuzes teilzunehmen, bei dem kriegsgeschädigte, unterernährte Kinder aus ganz Europa für einige Monate zu Gastfamilien in die Schweiz auf Erholungsurlaub fahren durften. So reisten wir im Sommer 1952 in einem begleiteten Sonderzug in die Schweiz.

Meine Mutter hatte sich um unsere Teilnahme an diesem Programm bemüht, um selbst den Kopf freizuhaben und die Scheidung von meinem Stiefvater in die Wege zu leiten. Davon wussten wir Schwestern natürlich nichts. Ich sah dem Abenteuer mit gemischten Gefühlen entgegen. Ungern wollte ich so lange von meiner Großmutter getrennt sein. Warum konnte ich nicht einfach zu ihr gehen?

Andererseits war ich froh, die Kämpfe von Mutter und meinem Stiefvater eine Weile nicht ertragen zu müssen. Lore schien sich auf die Abwechslung zu freuen.

„Schau mal, Lore!", rief ich aufgeregt und klebte mit der Nase an der Scheibe. Vor einer Weile hatte unser Zug die Grenze zur Schweiz passiert, was wir an dem längeren Stopp und den Schweizer Beamten merkten, die durch die Abteile liefen. Nun fuhren wir durch eine Stadt und ich konnte es nicht glauben: „Sieh nur, hier ist nichts kaputt, alle Häuser sind ganz!" Bald hing auch Lore neben mir am Fenster. Es war unglaublich: Hier war alles heil, keinerlei Spuren von Krieg, zerbombten Gebäuden oder Bahnhöfen. Die Welt schien in Ordnung. Auch als wir an unserem Zielbahnhof ankamen, fiel mir auf, dass die Menschen gute Kleidung trugen, keine Kriegsversehrten oder Bedürftige in einer Nische saßen und um Almosen baten, alles vor Sauberkeit und Wohlstand blitzte.

Noch mehr blieb mir der Mund offen stehen, als wir wenig später vor der imposanten Villa standen, die für die nächsten vier Monate unser Zuhause sein sollte. Dieses altehrwürdige wunderschöne Anwesen war fast ein Schlösschen, das stolz auf einem Hügel stand, umgeben von einem herrlichen, gepflegten, von Kakteen gesäumten Garten. Hier gab es sogar eine Schaukel! Mein Kinderherz machte einen Sprung. Vom Hang führten Stufen hinunter auf einen Kiesweg über Felder, die auch den begüterten Besitzern gehörten. Weit und breit stand kein anderes Haus.

In der Villa selbst fanden sich viele lichtdurchflutete Zimmer mit hohen Decken und unzähligen Fenstern. Es gab drei Bäder, ich konnte es überhaupt nicht fassen, sogar ein Musikzimmer mit vielen Instrumenten und einem Flügel. Doch das war nicht der einzige im Haus. Die erwachsenen Söhne der sehr reichen Familie waren begabte Musiker, die teilweise am Konservatorium studierten, und so gab es in diesem prächtigen Haus gleich mehrere dieser imposanten Tasteninstrumente.

All dieser Reichtum beeindruckte mich schwer. Noch mehr staunte ich über die unzähligen exotischen Einrichtungsgegenstände aus Sumatra, wo die Familie einige Jahre gelebt und kostbare Andenken mit in die Schweiz gebracht hatte: Teppiche, Figuren, Wandbehänge – und sogar mehrere Tigerfelle mit ausgestopftem Kopf, über die man wie bei *Dinner for One* allzu leicht stolpern konnte, wenn man nicht aufpasste.

Der Familie gehörten hier in der Gegend mehrere Holzwerke. Die Hausherrin, die schon in ihren Sechzigern war, bewohnte die Woche über allein die Villa; ihre Kinder waren bereits erwachsen, der Mann arbeitete offenbar woanders und kam nur am Wochenende nach Hause.

Was auf den ersten Eindruck wie ein Märchen wirkte, sollte sich bald als wahrer Albtraum entpuppen. Die kommenden Monate wurden die schlimmsten meines Lebens. Von Anfang an hatte ich furchtbares Heimweh nach meiner Großmutter. Ich litt unsäglich, schrieb ihr viele Briefe, wie unglücklich ich hier war und dass ich nach Hause wollte. Meine Gastmutter sicherte mir zu, die adressierten Umschläge zur Post zu bringen. Doch nie bekam ich eine Antwort. Später erfuhr ich, dass sie meine Briefe überhaupt nicht abgeschickt hatte.

Dann verbündete sich meine Schwester auch noch mit dem anderen gleichaltrigen Mädchen, das hierher verschickt worden war, gegen mich. Ich begriff nicht, warum. Ständig tuschelten sie miteinander und kicherten, liefen zu zweit, ohne mich, voraus zur Schule, obwohl wir denselben Schulweg hatten, spielten für sich, steckten ständig unter einer Decke und ließen mich links liegen. Ich fühlte mich völlig isoliert.

Anstatt als Kinder hier Erholung zu finden, sahen wir uns vom ersten Tag an vor einen strengen Tagesablauf voller harter Arbeiten gestellt: Frühmorgens, bevor wir zur Schule gingen, musste ich alle drei Bäder putzen. In der nächsten Woche waren die Schuhe dran, die poliert werden mussten, nachmittags musste ich die Familiengräber auf dem nahe gelegenen Friedhof wässern sowie die vielen Kakteen rund um das Haus. Spielen oder gar die Schaukel im Garten nutzen, das durften wir nur sonntags. Mir war das unbegreiflich.

Nun verstand ich auch, warum es hier keine Bediensteten gab, dazu war die Patronin zu geizig. Stattdessen mussten wir Kinder die Arbeiten übernehmen. Auch meine Schuhe durfte ich nur am Sonntag tragen, um sie nicht zu verschleißen. Unter der Woche musste ich barfuß zur Schule gehen. Als ich über die Stufen den Hang hinunterstieg, um dann die Abkürzung über die Stoppelfelder zum Schulhaus zu nehmen, lief ich mir die Füße blutig. Wie das schmerzte! Bei jedem Schritt bohrten sich die harten Stoppeln in meine Haut und die Fußsohlen brannten von den Schnitten und Schürfungen. Ich blickte zurück zum Haus und entdeckte zufällig die Patronin, die oben am Fenster der Villa stand und mich beobachtete. In kerzengerader Haltung stand sie da, sah auf mich hinab und lachte mich aus. Meine Füße schmerzten und sie lachte mich aus. Oh, wie ich sie dafür hasste!

Als ich in dieser Woche wieder einmal lange den Friedhof und anschließend die Kakteen goss, klebte meine Zunge am Gaumen und mir rann der Schweiß den Rücken hinunter. Plötzlich begann sich vor meinen Augen alles zu drehen. Mit hohem Fieber wurde ich ins Bett gebracht. Ich hatte einen schlimmen Sonnenstich bekommen. In meinem Delirium sah ich lauter Sonnen und vernahm bedrängende Stimmen. Ich schrie um Hilfe, aber niemand hörte mich.

Je länger unser Aufenthalt in der Schweiz währte, desto mehr wuchs meine Verbitterung. Der Hass auf unsere Gastmutter wurde immer weiter geschürt. Er brannte sich tief in meine Seele ein und es sollte lange dauern, bis ich davon geheilt werden würde. Auch die Stimmen, die mich in meiner Verlassenheit fast erstickt hatten, sollten viele Jahre nicht von mir weichen.

Dazu hatte die Beziehung zu meiner Schwester tiefe Risse erhalten. Warum hatte sie mich verlassen und sich mit dem anderen Mädchen gegen mich verbündet? Erst Jahrzehnte später sollte ich erfahren, dass meine Schwester zu diesem Zeitpunkt sehr bewusst gehandelt hatte. Sie wollte sich an mir rächen. Dafür, dass sie das Gefühl hatte, immer in meinem Schatten zu stehen. Allein unserer Mutter zuliebe hatte ich immer wieder gesagt, dass ich meiner Mutti ganzer Sonnenschein war – weil ich wusste, dass sie das hören wollte. Dabei stimmte das ja gar nicht – ich war doch selbst ein todtrauriges Kind! Gleichzeitig war Lore ja von ihrer Mutter getrennt geworden und natürlich hatte das auch etwas mit ihr gemacht. Sie schien es mir sehr zu neiden, mit unserer Mutter zusammenzuleben. Puh, sie hatte ja keine Ahnung, wovor sie das bewahrte und wie sehr ich sie wiederum beneidete, dass sie bei unserer Oma wohnen durfte.

Irgendwann waren dann endlich die vier Monate in der Schweiz um. Ich atmete tief auf, als wir im Zug zurück nach Schleswig-Holstein saßen. Bald würde ich meine liebe Oma wiedersehen und alles würde sich wieder einrenken.

Doch zu Hause erwarteten uns einige Überraschungen: Mutter hatte sich von ihrem Mann getrennt und eine Wohnung in Gosdorf gemietet, in der wir nun zusammen mit meiner Schwester wohnen würden. Mein Körper entspannte sich, als mir klar wurde, dass die Hölle mit meinem Stiefvater nun endlich der Vergangenheit angehörte. Dann schoss mir ein Gedanke durch den Kopf: „Wird Oma auch mit einziehen?“, fragte ich aufgeregt. Mutter schüttelte den Kopf. „Die Oma liegt im Krankenhaus.“ Vor Schreck wurde ich ganz bleich. Was sollte das bedeuten? „Kommt Oma wieder?“, fragte ich mit erstickter Stimme und Tränen in den Augen. „Die Oma ist nur operiert worden“, beschwichtigte mich meine Mutter. „Nichts Schlimmes.“ Doch besuchen konnten wir sie leider nicht, Kinder durften grundsätzlich nicht auf die Station in der Klinik. Aber Oma würde ja bald aus dem Krankenhaus entlassen werden.

Wenige Wochen später eröffnete uns Mutter, dass unsere Großmutter gestorben war. Offenbar hatte sie im Krankenhaus eine Rippenfellentzündung und hohes Fieber bekommen. Keiner hatte damit gerechnet, dass das lebensbedrohlich sein könnte. Und nun war sie tot. *Tot?* Ich begriff nicht, was das bedeutete.

Kurz darauf war die Beerdigung. In der steinernen Kapelle stand ein verschlossener Holzsarg. Ich konnte mir nicht vorstellen, dass meine Oma darin liegen sollte. Erst nach weiteren Wochen und

Monaten wurde mir schmerzlich bewusst, dass meine Oma nicht mehr Teil meines Lebens war. Mir wurde heiß bei dem reuevollen Gedanken, dass ich ausgerechnet in dieser Zeit in der Schweiz gewesen war, als ich sie noch einmal hätte sehen können. Das war einfach nicht gerecht! Diese Frau in der Schweiz war schuld. Sie hatte meine Hilferufe an die Oma nicht abgeschickt.

Es sollte Jahrzehnte dauern, bis ich damit Frieden finden würde. Doch nun musste ich mich erst mal an das neue Leben in Gosdorf – und ohne meine Großmutter – gewöhnen.

Geborgenheit am großen Tisch

Meine Mutter, Lore und ich lebten nun also in Ostholstein, im kleinen Örtchen Gosdorf. Als Rotkreuz-Schwester hatte Mutter hier eine Anstellung als Gemeindeschwester gefunden, machte in Absprache mit dem Dorfarzt Krankenbesuche, versorgte Wunden, verabreichte Spritzen oder wechselte Verbände. Sie war viel und lange unterwegs, um sich um die Patienten zu kümmern.

Im Gemeindehaus von Gosdorf wurde uns eine Wohnung zur Verfügung gestellt mit zwei kleinen Zimmern, einem Kaltwasserhahn in der Küche mit Eimer darunter und einer Toilette in der Waschküche über den Hof. Wir hatten es sehr einfach, doch ich war froh um das Leben ohne den Ex-Stiefvater.

Der Samstagmorgen war jede Woche etwas Besonderes – da hatte meine Mutter meistens frei, wenn sie nicht gerade einen Patienten betreute, der tägliche Verbandwechsel brauchte. Da ging sie zum Bäcker, kaufte Brötchen und schmierte uns leckere Hälften mit Ei oder Wurst belegt, die sie als Honorar von den Bauersfamilien erhielt, die sie versorgte. Dazu kochte sie uns Mädchen Kakao. Ein Fest war dieses Frühstück am Samstagmorgen und wir kauten mit vollen Mündern.

Tür an Tür mit uns lebte mein Grundschullehrer, Herr Weidig. Morgens nahm er mich manchmal auf dem Gepäckträger mit über den Schulsteig zur Grundschule ins nahe gelegene Riepsdorf. Er erkannte bald, dass ich eine begabte Schülerin war, und ich genoss die Aufmerksamkeit, die er mir und meinem Können schenkte. In der Grundschule saßen alle vier Jahrgangsstufen in einem Raum und wurden dort gleichzeitig unterrichtet. Bald wählte Lehrer Weidig mich dazu aus, die Diktate der älteren Bauernkinder durchzusehen und zu korrigieren.

Eines Nachmittags kam ich müde von der Schule nach Hause,

schloss die Tür auf und stellte meinen Ranzen auf den Dielenboden. Meine Mutter war noch bei der Arbeit, meine Schwester, die im etwas entfernteren Örtchen Grube auf die weiterführende Schule ging, kam sowieso immer später.

Langsam zog ich meinen Mantel aus, hängte ihn an den Haken und drehte mich um. Aus unserem großen Spiegel blickte mir ein siebenjähriges Mädchen mit dicken, geflochtenen braunen Zöpfen entgegen. Haare, wie meine Oma sie auch gehabt hatte. Sowieso meinte meine Mutter, ich sei ihr sehr ähnlich. Auch in meiner Unbeschwertheit, der Freude, die ich verbreitete. Ja, aus dem Spiegel schaute mich ein nettes, fröhliches Kind an. Eines, das immer sagte: „Ich bin meiner Mutti ganzer Sonnenschein!"

Doch mein Spiegelbild verbarg, dass hinter all dieser Fröhlichkeit, die die kleine Friederike an den Tag legte, eine große Traurigkeit herrschte. Eine Traurigkeit und Schwere, die ich bei meiner Mutter wahrnahm und die auch mich ergriffen hatte. Intuitiv spürte ich, dass Mutter es brauchte, dass ich Heiterkeit verbreitete. So tat ich es dann auch, obwohl ich tief in mir verborgen etwas trug, das keine Worte hatte, keinen Namen und auch keinen Raum.

Unsere Kraft richteten wir immer nach vorn, darauf, uns ein neues Leben aufzubauen – und Jahr für Jahr hinter uns zu lassen, was wir erlebt und verloren hatten. Da war etwas Dunkles, Bedrückendes, über das nie gesprochen wurde, das jedoch immer mit dabei war: mit uns am Tisch saß, uns beim Einschlafen überschattete, mich begleitete, wenn ich über den Schulsteig zur Grundschule lief. Es hielt Mutti davon ab, uns die Liebe zu geben, die wir eigentlich gebraucht hätten.

Sie war mit uns geflohen, vor dem Krieg. Diese Worte waren für mich so alltäglich geworden, obwohl ich ja selbst keinerlei Erinnerung daran hatte. Nur ein dumpfes, schreckliches Gefühl tief innen, etwas, das wie in mich eingepflanzt worden war und mich frieren ließ.

Es war Angst, wie eine Lähmung, die ich von Mutter spürte und die ich selbst auch empfand. Ich spürte, dass es das war, was ihr Herz fest im Griff hielt und was sie uns schweigend und doch unüberhörbar weitergegeben hatte.

Mutter arbeitete rund um die Uhr, meine Schwester und ich sahen sie unter der Woche nur zum Abendessen und zum Frühstück. Oder mal, wenn wir neue Kleidung oder Schuhe kaufen gingen. Lore und ich waren es früh gewohnt, allein die Schulaufgaben zu erledigen, uns nach dem Abendbrot selbstständig zu waschen und ins Bett zu gehen.

Dass Mutter uns abends etwas vorlas oder sang, gab es nicht. Nie fragte mich jemand nach meinem Tag oder wie es mir ging. Auch meinen Schulfreundinnen gegenüber hätte ich meine Sorgen nicht preisgegeben. Bei ihnen schien immer alles in Ordnung. Irgendwie hatte ich mich damit abgefunden, dass ich bei meiner Mutter keine Wärme oder Geborgenheit empfinden konnte, so machte ich alles mit mir alleine aus. Ich kannte es nicht anders.

Traurigkeit stieg in mir auf. Wie sehr vermisste ich meine Oma! Heiße Tränen schossen mir in die Augen. Warum war mir der einzige Mensch genommen worden, der mir so viel bedeutete?

In diesem Moment hörte ich einen Schlüssel im Schloss und meine Schwester stieß die Tür auf. Ich zuckte zusammen. Schnell wischte ich mir mit dem Handrücken über die Augen, bückte mich nach meinem Ranzen und setzte mich an meine Schulaufgaben.

In Gosdorf bestimmte der Rhythmus von Saat und Ernte das Leben. Morgens krähten die Hähne der benachbarten Bauernhöfe um die Wette und das Muhen der Kühe drang zu uns in die Wohnung. Hier lebten wir mitten auf dem Land, umgeben von Äckern und Gutshöfen.

Als Zuverdienst half ich regelmäßig auf den Feldern unserer Nachbarn mit. Im Juni kroch ich – zusammen mit den Bauernjungen, mit denen ich die Schulbank drückte – auf allen vieren über das Feld, um die Zuckerrüben zu verziehen. Da aus einem Saatkorn mehrere Pflanzen sprossen, musste man, nachdem die Halme zehn Zentimeter hoch gewachsen waren, alle Pflänzchen bis auf eines herauszupfen.

Die Zuckerversorgung der Bevölkerung war in diesen Nachkriegsjahren noch immer stark rationiert und daher war es wichtig, dass die Rüben den bestmöglichen Ertrag abwarfen.

Obwohl ich es durch die Arbeit in der Baumschule meines ehemaligen Stiefvaters nicht mochte, Erde an den Händen zu haben, überwand ich mich. Und anders als beim Unkrautjäten wurde ich nicht angetrieben oder ausgeschimpft, sondern alle waren äußerst nett zu mir. Gern verdiente ich mir hier ein paar Groschen dazu.

Dasselbe galt auch für die Kartoffelernte im Herbst, wo ich an goldenen Septembertagen mit bloßen Händen die gelbbraunen Erdäpfel aus dem lehmigen Boden holte. Zuvor waren die Erwachsenen mit einer dreizinkigen Kartoffelharke über die Felder gegangen und hatten die um die Mutterpflanze herum aufgehäufte Erde aufgelockert. Wenn mein Korb voll war, trug ihn einer der Knechte zum Hänger, der ebenfalls auf dem Feld stand, und leerte ihn dort aus.

Nach getaner Arbeit wurde der Anhänger mit seiner handverlesenen Fracht mit dem Traktor abgeholt und zum Hof gefahren. Müde lief ich mit den Bauernsöhnen zum Hof und schrubbte mir die erdig verklebten Hände sauber, bevor ich zusammen mit der Bauernfamilie, den Mägden und Knechten in die warme Stube ging. Ein schlichter Raum mit einem großen, einfachen Holztisch.

Aus der Küche, die direkt an das Wohnesszimmer angrenzte, duftete es. Freudig setzte ich mich neben die Bauernjungen und langte, als die dampfende Suppe auf dem Tisch stand, herzhaft zu. Auch das in dicke Scheiben geschnittene Brot schmeckte nach der auszehrenden, stundenlangen Feldarbeit köstlich. Zwar war ich müde und alles tat mir weh, doch die fröhliche, gelöste Stimmung hier um diesen großen Tisch ließ mich alle Schmerzen vergessen. Die familiäre Gemeinschaft, der lockere Umgang, dass ich mit den Jungs neben mir selbstverständlich beim Essen sprechen konnte, war einfach wunderbar.

Wohlige Wärme breitete sich in mir aus. Bei jedem Bissen genoss ich, wie unkompliziert hier Familie gelebt wurde, wie selbstverständlich ich Teil sein durfte von dieser Gemeinschaft. Hier hatte ich so etwas wie eine Ersatzfamilie gefunden. Später, so nahm ich mir vor, wollte ich auch einmal so einen großen Tisch haben, an dem Menschen Platz finden und Familie erleben konnten.

Mit meinem verdienten Erntegeld in der Tasche fuhr ich an einem schönen Samstagvormittag mit meiner Mutter ins nahe gelegene Ostseebad Dahme und betrat stolz einen Schuhladen. Dass Mutter sich die Zeit genommen hatte, mich zu begleiten, war gar nicht wichtig. Es war eine Notwendigkeit, weil ich noch so jung war. Ich hatte nur ein Ziel vor Augen: Schicke neue Schuhe wollte ich mir kaufen, von meinem eigenen Geld!

Die Verkäuferin zeigte mir verschiedene Modelle, brachte Kartons, wickelte den passenden Rechten aus dem wunderbar knisternden Papier. Freudig probierte ich mehrere Halbschuhe an und ließ mir gefallen, wie mich die Verkäuferin beriet. Schnell war klar, dass ich diese wunderschönen roten Schuhe mit weißer Kreppsohle wollte. Die hatten es mir angetan und sie passten sogar in mein Budget! Mit durchgestrecktem Rücken reichte ich das Geld über den Tresen und trug den Karton mit den Schuhen wie eine Trophäe aus dem Geschäft.

Auch meine Mutter nickte zufrieden. Eine gute Wahl. Nicht nur die roten Schuhe, sondern überhaupt dass ich das Geld für Kleidung ausgab. Schon immer war meine Mutter, die eine ausgesprochen schöne Frau war, sehr aufs Äußere bedacht. Sie legte größten Wert darauf, schick gekleidet zu sein, auch in den Zeiten, in denen wir sehr arm gewesen waren. Sobald sie nach der Arbeit aus ihrer Schwesternkluft geschlüpft war, zog sie elegante lange Röcke an und raffinierte Hüte mit Schleier.

Stolz trug ich meine hart erarbeiten Schuhe in der Schule. Kurze Zeit später stolzierte meine Freundin Dörte ebenfalls mit roten Schuhen in den Klassenraum. Dörte, das hübsche Mädchen mit den braunen Augen und klaren Gesichtszügen, hatte mir gegenüber so viele Vorzüge. Ich bewunderte ihre schöne Nase, da ich meine Stupsnase so gar nicht leiden konnte, sie war sportlich und ihr gelang vieles mit

Leichtigkeit. Sie hatte eine äußerst liebevolle Mutter, die ich erlebte, wenn ich bei ihr essen durfte, und einen bodenständigen, anwesenden Vater. So gerne wollte ich so sein wie sie.

Nun musste ich mit einem Grummeln im Bauch feststellen, dass ihre neuen Schuhe viel schöner waren als meine. Sie waren dunkelrot, auch die Sohle, bestanden aus glattem Leder und waren elegant geschnitten, fast wie Ballerinas. Meine dagegen hatten ein helleres Rot, einen weißen Gummirand an der Sohle und wirkten neben Dörtes viel gröber. Natürlich, ihre waren auch teurer gewesen. Dörte kam aus einem betuchten Elternhaus, ihr Vater betrieb einen Landmaschinenverleih. Kein Wunder konnte sie sich das schönere Modell leisten. Wie sehr ich sie darum beneidete!

Monate gingen ins Land und mein Groll verflog wie die Blätter, die der stürmische Herbstwind von den Bäumen zerrte. Bald mussten die roten Schuhe gegen warme Winterstiefel getauscht werden und endlich war auch der lang ersehnte Weihnachtsabend gekommen. Aufgeregt standen Lore und ich vor der Wohnzimmertür und warteten, gut gesättigt von der „polnischen Soße", dem traditionell schlesischen Festschmaus, den Mutter, Lore und ich wie jedes Jahr an Heiligabend gegessen hatten.

Die Soße dieses deftigen Gerichts besteht aus eingeweichtem Pfefferkuchen, Pastinaken und Malzbier, die man zu schlesischer Weißwurst, Cabanossi und Rauchfleisch reicht. Als Beilagen gibt es Sauerkraut, Kartoffeln oder Kartoffelklöße. Neben meinem vollen Magen machten mir meine weißen Wollstrümpfe zu schaffen. Unerträglich kratzten sie an meinen Schenkeln und Waden. Doch schließlich sollte ich an diesem besonderen Tag hübsch aussehen.

Endlich klingelte das helle Glöckchen. Vorsichtig drückte Lore die Türklinke herunter, dann liefen meine Schwester und ich gespannt in die festliche Stube. Ein sehr kleiner geschmückter Weihnachtsbaum mit brennenden Kerzen stand auf der Anrichte, unweit der barock anmutenden Uhr mit Westminstergong, Mutters Stolz, für die sie sogar Schulden gemacht hatte.

Mit glänzenden Augen blieben wir Schwestern stehen und bestaunten unsere Geschenke: zwei gestrickte Kleidchen, die meine Mutter rechts und links neben der kleinen Tanne drapiert hatte. Eines für Lore, eines für mich. Mir blieb der Mund offen stehen. Wunderschöne Kleider waren das! Das meiner Schwester war grau mit roten Blumen, meines rot mit grauen Blumen. Um die Taille hatten sie eine eingeflochtene Kordel, die man schnüren konnte, und die Kragen waren in einem feinen, kunstvollen Muster gestrickt. Was für eine Überraschung!

Ehrfürchtig hielt ich das neue Kleidungsstück in meinen Händen. Wann nur hatte meine Mutter, die doch so viel arbeitete und nie Zeit für uns hatte, das bewerkstelligen können? Fragend blickte ich in ihr zufrieden lächelndes Gesicht. Später erfuhr ich, dass sie die Kleidchen nachts gestrickt hatte, während Lore und ich in unseren Betten gelegen und tief und fest geschlafen hatten. Dass Mutter selbst auf Schlaf verzichtet hatte, um uns dieses Geschenk zu machen, prägte mich für mein Leben. Kleider waren von da an für mich ein Inbegriff von Zuneigung.

Als gute Schülerin meldete mich Lehrer Weidig am Ende der vierten Klasse zur Aufnahmeprüfung fürs Gymnasium an. Ich war nicht wenig erstaunt, als ich erfuhr, dass ich als Kreisbeste abgeschnitten hatte. Voller Stolz erzählte meine Mutter unserem Kaufmann, dem Friseur und auch den Nachbarn davon. Mein Herz machte einen Sprung, als ich Mutti so über mich reden hörte. Auch als ich von Bekannten darauf angesprochen wurde, wurde ich gleich ein paar Zentimeter größer. Nach kurzer Zeit wusste das ganze Dorf, dass ich ein intelligentes Mädchen war, das bald aufs Gymnasium nach Oldenburg in Holstein kommen würde. Dorthin fuhr ich dann im Morgengrauen fünfundvierzig Minuten mit dem Bus und am Nachmittag dieselbe Strecke zurück.

Als meine Mutter ein paar Jahre später eine neue Arbeitsstelle in Lübeck bekam, zogen wir zurück in die Stadt. So verbrachte ich die letzten Jahre meiner Schulzeit auf einem Lübecker Gymnasium –

verrückterweise der Ernestinenschule, wo wir 1945 als Flüchtlinge gestrandet waren.

Als ich fünfzehn war, meldete mich meine Mutter in einer Tanzschule an. Dort lernte ich Walzer, Foxtrott und andere Standardtänze, übte den Hofknicks und freute mich, wenn Damenwahl angesagt war. Überhaupt liebte ich Musik und Tanzen, auch wenn man den sonntäglichen Tanztee nur in Begleitung Erwachsener besuchen durfte. Glücklicherweise gingen meine Mutter und eine Freundin gern mit mir dorthin.

Zunehmend begann ich mich auch für schöne Kleidung zu interessieren, die mein recht schwaches Selbstbewusstsein stärkten. Am liebsten kleidete ich mich elegant, trug modische Frisuren und machte mich hübsch zurecht. Innerlich aber war ich noch immer das verunsicherte Mädchen, das nicht wusste, ob es gewollt und geliebt war – und schon gar nicht, wer es war und wo es hinwollte.

Als mich in den letzten Jahren meiner Schullaufbahn zwei Lehrerinnen aus den Naturwissenschaften auf dem Kieker hatten und mich vor der Klasse bloßstellten, litt ich unsäglich und verbrachte schlaflose Nächte. Ich brauchte sogar Beruhigungstabletten, um meine wachsende Angst in den Griff zu bekommen. Meine Noten gingen in den Keller und ich war heilfroh, als ich die Mittlere Reife schaffte und meine Schulkarriere mit 16 Jahren beenden konnte.

Nicht lange danach sollte ich bereits meinen Mann kennenlernen …

Stadtleben

Mit meiner extravaganten Lieblingstante Ria, die ihr Haar elegant hochgesteckt hatte und einen aparten Blazer trug, amüsierte ich mich prächtig. Rauchend standen wir im Foyer des Lübecker Theaters und lachten über das eben gehörte Duett aus Händels Oper *Achill unter den Mädchen,* in dem die beiden Sänger in ewigen Schleifen wetteifernd wiederholt hatten: „Der Kähähähämpfer und Gahahahahatte …" Ausgelassen und fröhlich schnippten wir die Asche unserer Zigaretten in die metallenen Standaschenbecher und genossen den fröhlichen Abend.

Um uns herum unterhielten sich die anderen Theatergäste, die sich genau wie wir in Schale geworfen hatten und jetzt, in der Pause, an einem der Stehtische an einem Glas Wein oder Sekt nippten. Das Foyer hier vor dem ersten Rang war angefüllt von Gemurmel, Gläserklirren und dem Nachhall der Musik. Aus den offen stehenden Türen zum Theatersaal hörte man bereits wieder das Stimmen der Musiker im Orchestergraben.

Auch ich hatte mich für diesen besonderen Abend so richtig herausgeputzt, trug ein rot-schwarzes Etuikleid aus Brokat mit enger Taille und feinen High Heels. Ich konnte mich sehen lassen, das war mir bewusst. Mit meinen achtzehn Jahren kleidete ich mich der gängigen Mode der 1960er-Jahre entsprechend, trug mein langes dunkles Haar in der Mitte gescheitelt zu schicken Hochsteckfrisuren. Enge Miniröcke gehörten ebenso zu meiner Garderobe wie elegante Ponchos und feine Schnallenschuhe.

Der Kosename „Dickie", wie Mutter mich als properes Baby genannt hatte, hing mir immer noch an. Ja, tatsächlich hatte ich schon im Mutterleib eine schützende Speckschicht angelegt, die mir die ganze Kindheit erhalten geblieben war, trotz aller Kargheit. Als Teenager mochte ich mein Äußeres nicht mehr leiden. Meine Stupsnase hatte mir noch nie gefallen, und wenn ich bemerkte, dass mich jemand von der Seite ansah, drehte ich meinen Kopf schnell weg. Dazu wusste ich, dass ich mit meinen siebzig Kilo ziemlich mopsig war. Das wollte ich nun nicht mehr. Also begann ich mit sechzehn von einem Tag auf den nächsten eine Radikalkur.

Meine Mutter hatte da bereits die Leitung eines Altenheims in Lübeck übernommen, in dessen Anbau wir auch wohnten. Direkt daneben befand sich die Ernestinenschule, auf die ich mit dreizehn Jahren gewechselt war. Lore war in Gosdorf bei einer befreundeten Familie geblieben, um dort ihre Schule abzuschließen.

Wenn ich nach dem Unterricht nach Hause kam, war die Essenszeit schon vorbei, doch ich konnte mir in der Großküche noch eine Portion abholen. Dort standen die vielen Töpfe, aus denen die Teller für die einzelnen Bewohner befüllt wurden und aus denen sich auch die Bediensteten zur Mittagspause bedienen konnten.

Mit meinem Ziel vor Augen, schnell viele Pfunde zu verlieren, beschloss ich, von nun an nur noch die Diabetikerkost zu mir zu nehmen, das kalorienarme Wassergemüse, kein Brot, keine Beilage. Morgens ging ich nur mit schwarzem Kaffee im Magen aus dem Haus, und wenn ich tatsächlich mal ein Brot aß, dann nur mit einem Hauch Butter darauf. Innerhalb eines Jahres nahm ich auf diese Weise ganze vierzig Pfund ab. Erst als ich schon wirklich sehr schlank war, fragte mich meine Mutter eines Tages: „Sag mal, Dickie, hast du abgenommen?" Sie war weiterhin so mit ihrer Arbeit beschäftigt, dass ihr meine drastische äußerliche Veränderung überhaupt noch nicht aufgefallen war.

Ich aber war jetzt zufrieden mit mir, fühlte mich wohl in meiner Haut und begann, mich figurbetont und modisch zu kleiden. Als Jugendliche liebte ich Elvis Presley, schätzte Kunst, Musik und Theater. Gern ging ich mit Tante Ria in die Oper oder zu anderen kulturellen Veranstaltungen, auch weil man mit ihr so viel Spaß haben konnte. Eigentlich war sie gar nicht mit uns verwandt, aber weil wir eine Zeit lang in derselben Straße gewohnt hatten und ich immer wieder auf ihre beiden kleinen Töchter aufgepasst hatte, nannte ich sie Tante.

Ria war eine sehr gebildete Frau, mit einem mehrfach promovierten Gelehrten verheiratet und immer apart gekleidet. Sie erinnerte mich an Audrey Hepburn – hübsch, von zarter Statur, mit schräg geschnittenen Augen und immer einer eleganten Hochsteckfrisur, so wie an diesem Abend. Dazu war die fast Vierzigjährige unglaublich witzig, chaotisch und lachte viel. Wie meine Großmutter machte sie sich nichts daraus, wenn etwas nicht hundertprozentig funktionierte.

Auch dass sie ganz und gar keine Hausfrau war, schien sie nicht wirklich zu stören, obwohl das in den frühen 1960er-Jahren als echtes Manko galt und sie deswegen durchaus schief angeschaut wurde. Doch anstatt sich zu schämen, lachte Tante Ria ihrem Unvermögen einfach offen ins Gesicht. Ich sog Rias Heiterkeit und Lebensfreude auch an diesem Abend wieder tief in mich auf. Sie waren so herrlich ansteckend, wo ich immer noch viel Traurigkeit und Unsicherheit in mir trug. Doch so ein Kulturevent mit Ria ließ mich für den Moment vieles vergessen.

Wie wir hier im Foyer des Lübecker Theaters nun vor uns hin qualmten, bemerkten wir gar nicht, dass ich die Aufmerksamkeit zweier junger Männer auf mich gezogen hatte, die in denselben Aschenbecher schnippten wie wir. Wir waren zu sehr von unserem Amüsement in Beschlag genommen, noch dazu war keiner der beiden jungen Herren mein Typ. Ich ahnte nicht, dass sie eben eine Wette über meine Oberweite abgeschlossen hatten und dass einer dieser beiden Männer bald eine wichtige Rolle in meinem Leben spielen sollte.

Zwei Wochen später hatte ich ein Vorstellungsgespräch in einem Ingenieurbüro. Eigentlich hatte ich ja völlig andere Ambitionen gehabt. Schon seit meinem sechsten Lebensjahr wollte ich Sängerin oder Schauspielerin werden. Auf der Ernestinenschule hatte ich einen Lehrer gehabt, der mein Gesangstalent bewundernd erkannt hatte und fördern wollte. Er drängte mich, Gesang zu studieren.

Tatsächlich fing ich an, neben der Schule abends an der Musikakademie Gesangsunterricht zu nehmen. Doch meiner Mutter waren die Stunden auf Dauer zu teuer und für die Zukunft wollte sie, dass ich etwas Solides lernte. Die Kunst war ihr viel zu unsicher und brotlos. Wenn es nach ihr ging, sollte ich entweder eine Banklehre beginnen oder OP-Schwester werden.

Auweia, wie wenig mich meine Mutter doch kannte! Mit Geld hatte ich wirklich gar nichts am Hut. Es interessierte mich höchstens, wenn es darum ging, mir Schuhe zu kaufen. Und als OP-Schwester musste man doch akkurat arbeiten können. Dafür war ich ganz und gar nicht geeignet, ich würde ja ständig die Bestecke verwechseln! Im Seniorenheim half ich abends immer, die Bewohner bettfertig zu machen, und säuberte die Nachttöpfe. So etwas hätte ich schon gekonnt. Doch als ich mich bei der Oberin im Ausbildungshaus des Deutschen Roten Kreuzes vorstellte, um Krankenschwester zu werden, musterte sie mich eindringlich und sagte schließlich: „Nee, nee, meine Liebe, Sie sind noch viel zu zart." Das wurde also nichts. Gott sei Dank!

Daraufhin schickte mich meine Mutter erst einmal auf die Höhere Töchterschule. Dort sollte Fräulein Pottag kochen und nähen lernen und was man sonst noch so als patente Hausfrau können musste. Doch ich war mit keiner dieser Gaben gesegnet – weder die Handarbeit noch das Werkeln in der Küche lagen mir. Die Kochuniform samt weißem Häubchen, die ich hatte nähen sollen, brachte ich nie zu Ende. Tante Grete erbarmte sich schließlich und vollendete das Werk.

Das Einzige, was ich halbwegs gut hinbekam, war zu servieren. Es fiel mir nicht schwer, irgendwelche Speisen elegant auf Tabletts zu balancieren und freundlich zu präsentieren. Viel mehr nahm ich aus dieser einjährigen Schulzeit nicht mit. Eines war damals schon sicher: Aus mir würde keine gute Hausfrau werden.

Herr Garbe

Als nun erneut die Frage aufkam, welche Ausbildung ich in Angriff nehmen könnte, stand plötzlich die Idee im Raum, dass ich doch Bauzeichnerin werde könne. Das klang immerhin etwas künstlerisch. Wenn ich schon nicht zu meinem Lebensunterhalt singen, schauspielern oder gar schreiben durfte, was ich auch mit Leidenschaft tat, dann würde es eben Zeichnen werden.

So lief ich also nun, adrett zurechtgemacht in meiner hellbraunen Schafspelzjacke, die Moislinger Allee entlang. Vor einer ziemlich heruntergekommenen Villa mit verglaster Veranda blieb ich stehen. Ich wunderte mich ein wenig: Das Haus wirkte eher wie eine baufällige, zweistöckige Gartenlaube, gar nicht wie ein repräsentatives Ingenieurbüro. Der Blick in den verwilderten Garten konnte meine Zweifel auch nicht wirklich ausräumen. Ob es die richtige Adresse war? Ich vergewisserte mich noch einmal. Doch, ja, die Hausnummer stimmte und das Klingelschild verhieß deutlich, dass hier das Büro war, in dem ich mich vorstellen sollte.

Also läutete ich und ein junger Mann öffnete mir die Tür. Erschrocken blickte er mich an. Kannten wir uns? Höflich, aber etwas angespannt hieß er mich willkommen und geleitete mich durch ein Büro mit zwei Ingenieuren hindurch zu seinem Chef. Der führte mit mir das Vorstellungsgespräch und war bald sehr angetan von mir, besonders von meiner schönen Handschrift, von der ich eine Probe abgeben musste. Als ich wenig später die „Gartenlaubentür" hinter mir schloss, hatte ich die Zusage, hier eine Ausbildung anzufangen.

Nun versuchte ich also, zeichnen zu lernen. Günter Garbe, der junge Ingenieur, der mir die Tür geöffnet hatte, nahm mich unter seine Fittiche. Er war sehr streng mit mir und ich, wie ich zugeben muss, ganz und gar nicht begabt. Auf meinen gezeichneten Eisenbahnschienen wären alle Züge entgleist. So viel ist sicher.

Als ich mein erstes Lehrlingsgehalt erhielt, wusste ich sofort, was ich damit tun wollte. Ich lief zu dem schicken Schuhgeschäft unweit meiner Arbeit. Dort hatte mich in den letzten Wochen immer wieder ein wunderschönes Paar Wildlederschuhe aus dem Schaufenster angelacht: braune Stiefeletten mit Lochmuster und einem eleganten Lederband zum Schnüren. Meine ganzen fünfzig Mark blätterte ich dafür hin. Ich war glücklich und furchtbar stolz. Bald darauf zog ich auch von Zuhause aus in ein eigenes kleines Zimmer mit Waschbecken und WC. Doch da ich keine Küche hatte, ging ich auch immer wieder in die nahe gelegene Wohnung meiner Mutter.

Nicht lange nach unserem Kennenlernen bemerkte ich, dass Herr Garbe einen Verlobungsring trug. Wie ich erfuhr, war er seit vier Jahren mit Klara verlobt, einer Dänin, die er über seinen Chor bei einer gemeinsamen Konzertreise nach Berlin kennengelernt hatte. Klara hatte eine ausnehmend schöne Stimme und studierte Gesang in Kopenhagen, um die Musik zu ihrem Beruf zu machen. Auch Herr Garbe liebte Musik, hatte sich in das Mädchen verliebt und von da an fast jedes Wochenende in der dänischen Hauptstadt verbracht. Schließlich hatten sie sich einander versprochen.

Eines Tages bot mir Herr Garbe nach Dienstschluss an, ein wenig spazieren zu gehen. Gerne willigte ich ein. Dieser gebildete junge Mann war ein interessanter Gesprächspartner. Seite an Seite liefen wir hinunter zur Trave und über die Brücke auf die Wallhalbinsel. Mit Begeisterung und bald glühenden Wangen erzählte mir mein Vorgesetzter von der russischen Literatur, die es ihm angetan hatte. Dostojewski, Tolstoi, Puschkin … Er geriet geradezu ins Schwärmen, wenn er über ihre Meisterschaft im Schreiben sprach, ihre Tiefe und den Einblick in die Seele der Menschen.

Herrn Garbes Begeisterung inspirierten mich und es gefiel mir, neben diesem belesenen, gescheiten Mann zu promenieren, der mich als Gegenüber für seine Gedanken ausgewählt hatte. Freudig profitierte ich, die selbst gerne las, von seiner leidenschaftlichen Wissbegierde.

Inzwischen waren wir auf den Katzenberg in den Wallanlagen gestiegen. Beim Anblick auf die golden von der Abendsonne beschienenen Giebeldächer der Altstadt und die St.-Petri-Kirche blieben wir unvermittelt stehen. Schweigend genossen wir den wunderschönen Anblick. Als wir den Hügel wieder hinunterstiegen, duckte sich Herr Garbe ganz plötzlich und zog mich mit in die Hocke. Dann stand er lachend wieder auf, um sich kurz darauf wieder zu ducken.

„Schauen Sie mal, Fräulein Pottag. Hier unten ist die Sonne weg, hinter den Bäumen verschwunden." Er sprang wieder auf. „Und jetzt ist sie wieder da!" Wir lachten wie Kinder, während wir mit der Sonne Verstecken spielten. Eben noch war dieser Mann in tiefen, gelehrten Gedanken versunken gewesen und jetzt sprudelte aus ihm eine ungeahnte Lebensfreude. Glücklich und beschwingt kam ich am Abend nach Hause und freute mich auf meine weitere Ausbildungszeit. Und vielleicht weitere Gänge mit Herrn Garbe.

Tatsächlich. Wieder und wieder fragte mich mein Ausbilder, ob wir noch einen gemeinsamen Spaziergang machen oder zusammen ins Museum gehen wollten. Wie gerne war ich dabei! Oft sprachen wir auch über klassische Musik, die ja auch mein Thema war. Doch durch Herrn Garbes Wissen vertiefte sich, was ich über Bach und Mozart gehört hatte. Wir besuchten gemeinsam Konzerte. Da ich selbst gerade wieder begonnen hatte, Gesangsunterricht zu nehmen, ermutigte mich Herr Garbe, doch beim Lübecker Bachchor vorzusingen, in dem er seit Jahren den Tenor verstärkte. Mit großem Beifall wurde ich vom Chorleiter in den ersten Sopran aufgenommen.

Manchmal nahm mich Herr Garbe auch zu seinem Bruder in dessen Studentenbude mit, wo junge Leute nächtelang diskutierten und die Welt ergründeten. Bei all der Aufmerksamkeit, die er mir schenkte, und den verträumten Blicken, die er mir immer häufiger zuwarf, dämmerte mir allmählich, dass der junge Ingenieur sich in mich verguckt hatte. Aber das ging doch nicht, Günter war ja verlobt!

Doch über diese Bedenken schien Herr Garbe sich hinwegzusetzen. Bald kamen wir uns näher und es dauerte nicht lange, da waren wir ein Paar. Wenn ich an Klara dachte, wurde mir ganz unwohl. Günter würde ihr jetzt meinetwegen den Laufpass geben müssen. Ich wusste, dass das Brautkleid schon fertig genäht in der Truhe für die Mitgift lag. Was für ein Drama! Doch Günter hatte sich für mich entschieden und wollte die Verlobung lösen.

Allerdings gab es da noch ein zweites Problem: Auch in der Firma durfte unsere Verbindung ja nicht sein. Ich war schließlich der Lehrling, Günter mein Vorgesetzter. Also hielten wir unsere Gefühle geheim. Tagsüber beim Zeichnen und Rechnen im Büro siezten wir uns, nach Feierabend waren Herr Garbe und Fräulein Pottag auf einmal Günter und Friederike. Irgendwann gestand mir Günter, dass ich schon damals im Theater bei Händels Achill sein Interesse geweckt hätte, und berichtete mir von der Wette mit seinem Bruder. Ich fiel aus allen Wolken und wir lachten herzlich. Wir waren glücklich.

Günters Eltern allerdings ließen mich deutlich spüren, dass ich ihnen ganz und gar nicht passte. Von Anfang an behandelten sie mich sehr distanziert, zum Teil sogar ablehnend, und weigerten sich, mich zu duzen. Willkommen war ich in ihrem Haus nicht, das gaben sie mir klar zu verstehen. Schließlich gab es so manches an mir auszusetzen. Nicht nur dass ich die gute dänische Partie auseinanderbrachte: Klara stammte aus sehr reichem Hause, war vornehm, gebildet und wäre für das Ehepaar Garbe die perfekte Schwiegertochter gewesen. Noch dazu liebte die gesamte Familie Bücher und Klaras Eltern besaßen eine große Buchhandlung in Kopenhagen.

Ich dagegen war bei Garbes ein Fremdkörper. Ich passte einfach nicht ins Bild dieser soliden Familie, die christliche, konservative Werte vertrat. Ich war eher flippig, rauchte, trug Minikleider und fromm war ich nun ganz und gar nicht. Das sah man mir schon von Weitem an. „Was ist *das* denn?!", stieß eine Bekannte von Günter entsetzt aus, als sie uns das erste Mal gemeinsam untergehakt sah.

Ja, Günters Welt war eine andere als meine. Und genau deshalb verliebte er sich in mich. Und ich mich in ihn.

Auch charakterlich war er so ganz anders als ich. Im Gegensatz zu meinem flatterhaften, umtriebigen Wesen hatte er etwas Solides. In seinem heilen Elternhaus durfte er Geborgenheit erfahren, die er ausstrahlte und die mich berührte. Zwar hatten auch er und seine Familie in den Kriegsjahren Hunger kennengelernt, doch immer waren sie zusammen gewesen, der Vater musste nicht an die Front und Günters Zuhause war geprägt von Wärme und Sicherheit.

Ich erfuhr, dass er in Ostdeutschland aufgewachsen war und Ende der Fünfzigerjahre mit seiner Familie aus der DDR über Westberlin in die BRD geflohen war. Ein Onkel lebte in Lübeck, bei dem sie vorerst im Garten zelteten, bis sie sich selbst einrichten konnten.

Günter, der in der DDR aufgrund des christlichen Glaubens seiner Familie nicht hatte studieren dürfen, hatte dort das Maurerhandwerk gelernt. Im Westen ergriff der junge, intelligente Mann sofort seine Chance und ging auf die Ingenieurschule. Bereits mit einundzwanzig hatte er sein Diplom in der Tasche und nun, mit vierundzwanzig, schien er zu wissen, wo er im Leben hinwollte. Das faszinierte mich.

Endlich war hier jemand, der mich liebte, mich meinte. Wenn wir Hand in Hand durch Lübeck spazierten und Günter seine Gedanken mit mir teilte, nach meiner Meinung fragte, wurde mir wohlig und warm. In seiner Gegenwart war alles gut und ich fühlte mich ganz bei mir.

Einige Zeit später fand ein großes Familienfest von Klaras Verwandtschaft in Kopenhagen statt, zu dem Günter eingeladen war. Er wollte hinfahren, um mit Klara über die Trennung zu sprechen, die er immer noch nicht vollzogen hatte. Ihm lag daran, das gründlich und persönlich zu klären. Doch in den folgenden Monaten machten mich verschiedene Unstimmigkeiten misstrauisch, ob Günter die Verlobung tatsächlich gelöst hatte und die Wochenenden, an denen er verreist war, nicht eigentlich in Kopenhagen verbrachte.

Schließlich stellte ich ihn zur Rede. Es stimmte, er hatte Klara weiterhin besucht. „Mir fällt es so schwer, mich von Klara zu trennen, auch ihrer Familie gegenüber“, gestand er kleinlaut. „Seit Jahren planen wir die Hochzeit. Ich brauche einfach mehr Zeit, um mit ihr darüber zu reden." Er beteuerte, dass er es ernst mit mir meinte, aber eben noch nicht zu der Konfrontation in Dänemark bereit war.

Das war objektiv nachvollziehbar. Aber dass er sich nicht ganz für mich entscheiden konnte, nagte zunehmend an mir. Auch dass er mir die Wahrheit eine ganze Weile verschwiegen hatte, machte mich ärgerlich. Andererseits wollte ich Günter natürlich nicht verlieren. Doch was war ich für ihn, wenn er sich nicht von Klara trennte? Wollte mich Günter nun wirklich oder war ich nur ein Abenteuer? Würde er mich früher oder später einfach fallen lassen und reumütig zu seiner sicheren Partie zurückkehren?

Diese Gedanken zerrissen mich innerlich. Psychisch war ich stark angeschlagen, mein Hausarzt schrieb mich krank und riet mir dringend, mich zu erholen. Schließlich hielt ich es nicht mehr aus. „Ich möchte unsere Freundschaft beenden!", platzte es bei einem Treffen im Park aus mir heraus. Verdutzt sah Günter mich an. Ich war einem Nervenzusammenbruch nahe. Diese Anspannung, diesen anhaltenden Schwebezustand konnte ich einfach nicht länger ertragen. „Wenn du dich nicht für mich entscheiden kannst, dann ist jetzt Schluss mit mir", machte ich ihm klar und lief weinend davon.

Ich brauchte dringend Abstand, musste weg von Günter, der es nicht übers Herz brachte, Klara, ihre Eltern, die ihn sehr mochten, und seine Familie zu enttäuschen. Doch musste ich das hinnehmen? Nein! Es war offensichtlich, dass er inzwischen knietief in zwei festen Beziehungen steckte. Die Ungewissheit machte mich hilflos und trieb mich zunehmend in mein Unglück. So traf schließlich ich die längst überfällige Entscheidung und setzte dann die Empfehlung des Arztes um: Kurzerhand reiste ich für ein paar Tage nach Gosdorf zu Weidigs, der Familie meines ehemaligen Grundschullehrers, mit der mich immer noch ein freundschaftliches Verhältnis verband.

Um den Kopf freizubekommen, radelte ich stundenlang über das vertraute, flache Holsteiner Land, ließ mir den Wind durch die Haare wehen und füllte meine Lungen mit der frischen Landluft. Allmählich bekam ich wieder ein Gespür für Freiheit. Wie gut das tat! Ich würde wieder mein Leben leben können. Natürlich müsste ich mich dann nach einer neuen Arbeit umschauen, aber da würde sich schon etwas finden.

Als ich nach dieser kurzen Landflucht nach Hause zurückkam, hatte ich den festen Entschluss gefasst: „Nicht mehr mit diesem Mann." Mit Günter und diesem ewigen Hin und Her war ich endgültig durch.

Ich staunte nicht schlecht, als er wenige Tage später vor mir stand und berichtete, er habe die Verlobung gelöst und Klara habe ihm den Ring zurückgeschickt. Eben noch abweisend, wurde ich sofort weich. Schluchzend fiel ich Günter um den Hals. Nun hatte er sich tatsächlich klipp und klar für mich entschieden. Ich war gewollt.

Einige Wochen darauf stellte ich mit Erschrecken fest, dass ich schwanger war. Mit meinen gerade mal zwanzig Jahren war ich für damalige Verhältnisse noch nicht einmal volljährig! Günter fackelte nicht lange und wir beschlossen zu heiraten. Die Vermählung sollte so schnell wie möglich stattfinden, am besten noch in diesem Jahr. Um Weihnachten würde mein Patenonkel Kurt, der selbstredend als Trauzeuge auserkoren wurde, in der Gegend sein. Er hatte sich inzwischen mit seiner Frau in Süddeutschland niedergelassen. So legten wir unseren Hochzeitstag auf den 23. Dezember 1965 fest.

Nun musste Günter seinem Chef beichten, dass wir ein Verhältnis hatten. Das ging natürlich nicht an, dass ein Ausbilder eine Auszubildende zur Mutter machte. „Fräulein Pottag, dann hören Sie mal besser auf", wurde mir nahegelegt. Ohne groß Aufhebens darum zu machen, wurde mein Lehrlingsvertrag aufgelöst. Am richtigen Ort war ich hier, was meine Gaben anbelangte, ohnehin nicht gewesen.

Vor den Kollegen und vor meiner frommen, konservativen Schwiegerfamilie verbarg ich bis zur Hochzeit tunlichst, dass ich guter Hoffnung war. Meine Mutter hingegen störte sich daran wenig. Auch sie war bereits mit meiner Schwester schwanger gewesen, als sie geheiratet hatte. Von den beruflichen Verpflichtungen befreit, konnte ich mich nun in Ruhe auf die Hochzeitsplanungen und meine Schwangerschaft konzentrieren.

Hochzeitsglocken

Das war nicht zu fassen! Ich rechnete nach. Unglaublich, doch es passte genau. Dieser Mann! Wut stieg in mir auf. Dabei packte mich ein heftiger Hustenanfall. Ich hatte mir eine schlimme Bronchitis eingefangen.

Es war zwei Tage vor unserer Hochzeit. Günter hatte seinen Pass bei mir in der Wohnung auf dem Tisch liegen lassen. Mit einem dicken Schal um den Hals hatte ich neugierig die Seiten mit den vielen bunten Stempeln durchgeblättert. Dabei hatte ich einen viel zu frischen dänischen Eintrag entdeckt!

Schnell hatte ich nachgerechnet. Ja, es war genau die Zeit, als ich meine Mutter in der Kur besucht hatte, die ihr aufgrund ihrer versteiften linken Hüfte wieder einmal bewilligt worden war. Diesmal hatte mich Günter in Bad Oeynhausen im Kurhaus abgesetzt und war danach zu einem Freund nach Kassel weitergebraust. Angeblich! Am nächsten Abend hatte er mich am Hannoverschen Hauptbahnhof abholen wollen, um gemeinsam mit mir nach Lübeck zurückzufahren. Doch ich hatte Stunde um Stunde vergeblich gewartet.

Es war schon dunkel geworden und beinahe Mitternacht, als ich ihn im Sturmschritt die breite Treppe vom Bahnsteig heraufrennen sah. Mir fiel ein Stein vom Herzen. Schnell packte ich meine Tasche und lief ihm entgegen. „Wo bist du so lange gewesen?“, fragte ich ihn verzweifelt. „Entschuldige bitte“, beschwichtigte er mich und schilderte mir auf der Heimfahrt in den schillerndsten Farben, was er mit seinem Freund in Kassel alles unternommen und auf der Documenta gesehen hatte.

Jetzt wusste ich: Das waren alles Lügen gewesen! Er hatte mich angeschwindelt, die ganze Zeit! Er war in Dänemark gewesen, bei seiner Ex-Verlobten, obwohl doch angeblich längst Schluss war mit den beiden. Ich kochte innerlich.

„Ich heirate dich nicht!“, blökte ich Günter mit meiner furchterregenden Bronchitisstimme an, als er am Abend zu mir kam. „Das hier habe ich entdeckt!“ Vorwurfsvoll hielt ich ihm seinen Pass mit dem frischen dänischen Stempel vors Gesicht. Betroffen blickte Günter auf das Dokument und dann zu Boden. „Ich konnte nicht anders. Ich konnte mich nicht so einfach aus all den Verpflichtungen und Erwartungen lösen!“, versuchte Günter sich zu rechtfertigen, während ich all meine Enttäuschung, meinen Groll herausheulte. Günters Ausflüchte halfen wenig, mich zu besänftigen. Wieso hatte er mich – und auch Klara – weiter belogen? Es tat so weh!

Als ich allmählich wieder zu Sinnen kam, überlegte ich, was ich jetzt tun konnte. Welche Wahl blieb mir? Ich war schwanger, von Günter. Ich sollte übermorgen heiraten, alles war vorbereitet und die ganze Familie auf Hochzeit eingestellt. Dass ich jetzt einen Rückzieher machte, kam nicht infrage. Also ergab ich mich, betrübt und erschöpft, meinem Schicksal.

Zwei Tage später wurde ich mit eingeklemmtem Viermonatsbauch in der Lübecker St.-Jakobi-Kirche von Günter zum Traualtar geführt. Das „Ja, mit Gottes Hilfe“ bellte ich dem Pfarrer mit meiner heiseren Stimme wenig ehrfurchtsvoll entgegen. Als wir anschließend bei eisigen minus 14 Grad in die Dezemberkälte hinaustraten, duzte mich mein Schwiegervater zum ersten Mal. Dass ich nun zur Familie gehörte, war unumkehrbar. Damit war ich zwar nicht plötzlich willkommen, aber wurde zumindest akzeptiert.

Günter und ich zogen in eine klitzekleine Mansardenwohnung direkt am Stadtpark. Es gab einen einzigen Ofen für die gesamte Wohnung, der entweder so bollerte, dass sich die Wachskerzen auf unserem kleinen Kronleuchter bogen, oder er nicht richtig heizte und man bitterlich fror. Unsere gesamten Möbel, die Günter in die Ehe eingebracht hatte, passten auf unseren Stubenteppich: eine schöne alte Eichentruhe, ein Biedermeiertisch mit vier lederbezogenen Jugendstilstühlen, eine antiquarische Wanduhr und ein Schaukelstuhl. Außerdem hatte Günter natürlich viele schöne alte Bücher.

Im sehr kleinen Schlafzimmer nächtigten wir auf einer alten, ausklappbaren Couch. Ihre harten Federn bohrten sich schon durch den Bezug und sie war so verzogen und durchgelegen, dass wir immer in der Mitte zusammenkullerten. In der Küche gab es keine Spüle, da wir nur im Bad Wasser hatten, dafür einen etwas eigenwilligen Herd, bei dem man jeweils nur zwei Platten – oder ausschließlich den Ofen – anschalten durfte, weil sonst die Sicherung rausfiel. In dieser primitiven Bleibe versuchte ich mich als Hausfrau und begann, das Nest für unser erstes Kind zu bauen.

Schon bald war meine Schwangerschaft beim besten Willen nicht mehr zu verbergen. Nun kam der erwartete Vorwurf aus der Schwiegerfamilie: „Warum konntet ihr denn nicht bis zur Hochzeit warten?", fragte Günters Mutter tadelnd. Dass ich vor der Trauung schwanger geworden war, passte natürlich nicht in das fromme Weltbild. Und mein Stand wurde damit auch nicht gerade leichter. Günter aber gab lapidar zurück: „Na, du wirst Oma. Ist es denn jetzt nicht egal? Kannst du dich nicht freuen?" Tatsächlich war es mit dieser Aussicht einfacher für sie, die Neuigkeit zu verdauen.

Ja, und ich würde bald Mutter werden. Seit meiner Kindheit hatte ich von einer eigenen glücklichen und heilen Familie geträumt. Ich, die selbst ein Zuhause voller Herzlichkeit entbehrt hatte, wollte eines für meine Kinder schaffen. Nicht mehr lange und mein Traum würde wahr werden. Ich trug ein Kind unter meinem Herzen und dabei war ich doch selbst noch nicht einmal volljährig gewesen, als ich geheiratet hatte. Weil ich erst einen Monat danach einundzwanzig geworden war, hatte meine Mutter die Eheschließung unterschreiben müssen.

Ich kämpfte mit allerlei Schwangerschaftsbeschwerden und war froh, dass ich nicht mehr arbeiten musste. Als Bauzeichnerin hatte ich es nicht weit gebracht und vermutlich war es auch für das Büro besser gewesen, dass ich im zweiten Lehrjahr aufgehört hatte. Gerade konnte ich mir sowieso beim besten Willen nicht vorstellen, mit dieser furchtbaren Übelkeit auch nur irgendetwas zustande zu bringen.

Und dazu im Wechsel noch diese Heißhungerattacken! Ich brauchte

Saures, als ginge es um mein Leben. Manchmal schickte ich Günter mitten in der Nacht los, weil mich ein nicht auszuhaltendes Verlangen nach Bismarckhering überkam. Meine – und Günters – Rettung war ein Automat in der Bäckergrube, schräg gegenüber vom Lübecker Theater, wo man sich für ein paar Münzen Fischbrötchen ziehen konnte. Mein Körper befand sich im Ausnahmezustand.

Nach weiteren Monaten voller Vorfreude und vielen gut gemeinten Ratschlägen war die Zeit des Wartens endlich vorbei. Begleitet von Donner und Blitz während eines heftigen Sommergewitters wurde Michael geboren.

Erschöpft lag ich im Krankenhausbett. Wenn ich aus dem Fenster blickte, lachte die heiße Junisonne aus einem wolkenlos blauen Himmel. Doch in den Spiegel wollte ich in diesen Tagen nicht schauen. Sämtliche Adern um meine Augen waren aufgeplatzt, weil ich bei den Wehen mit aller Kraft versucht hatte, jegliche Gefühle und jedes Schreien zu unterdrücken. So sehr hatte ich mich vor der strengen, unfreundlichen Ärztin und der grimmigen Hebamme geschämt, völlig überfordert und unwissend, wie man mit diesem rasenden Geburtsschmerz umgeht. Ich hatte mich so still und unauffällig wie möglich verhalten wollen, so eingeschüchtert und verängstigt war ich gewesen. Schließlich war die Geburt dann doch überraschend schnell gegangen.

In diesem Moment ging die Tür auf und die Krankenschwester brachte Michael herein. Vorsichtig reichte sie mir den Säugling. Vor lauter Aufregung hatte ich keine Milch, aber ich konnte dem Kleinen eine Flasche geben. Friedlich trank Michael in meinen Armen und blickte mich geradewegs an. Dann schlief er wieder ein. Glück durchrieselte mich. Sanft strich ich meinem Sohn über die winzige Nase, schnupperte mit geschlossenen Augen an seinem Kopf und sog tief seinen wunderbaren Babyduft ein. Dieses Kind sollte es gut haben. Wir würden es gut haben als Familie. Das nahm ich mir fest vor.

Doch wie wenig wusste ich vom Leben und von mir.

Enttäuschte Erwartungen

Nach einer Woche wurde ich mit Michael aus dem Krankenhaus entlassen und bemühte mich redlich, eine gute Mutter zu sein. Gleichzeitig blühte seine Oma Erna regelrecht in ihrer Rolle auf und wies mich genau an, was man darf und was nicht. Blutjung und unerfahren, wie ich war, tat ich alles, was man mir sagte, auch wenn es gegen meine Intuition ging. Nachts ließ ich meinen Sohn schreien, anstatt zu ihm zu gehen oder ihn zu füttern, obwohl mir dabei gar nicht wohl zumute war. Aber so machte man es damals und meine Mutter gab es mir so vor. Schließlich durfte man die Kinder ja nicht verwöhnen und sie sollten bald den richtigen Rhythmus lernen.

Da meine Mutter noch berufstätig war und auch Günter den ganzen Tag arbeitete, verbrachte ich viel Zeit allein mit Michael. Ich genoss es, mit meinem Baby im Kinderwagen spazieren zu gehen, war in der Stadt unterwegs, besuchte meine Mutter und erledigte alle Pflichten, die nun zu meinem neuen Leben als Hausfrau und Mutter gehörten.

Für das Saubermachen brauchte ich in unserer winzigen Wohnung nicht allzu viel Zeit, doch so manche Aufgabe gestaltete sich dafür umso schwieriger: Da ich Michael jeden Abend badete, wie man es damals tat, wir aber nur ein Waschbecken im Bad hatten, musste ich täglich das kalte Wasser in die Küche schleppen und mühsam auf unseren zwei funktionierenden Herdplatten erhitzen. In der Toilette war sowieso kein Platz für die kleine Babywanne, also badete ich Michael auf dem kleinen Küchentisch. Anschließend musste ich die schwere Wanne an meinen Bauch gedrückt durch die enge Badezimmertür hieven, um das Wasser dort wieder in den Abfluss zu kippen. Wenn Michael dann schlief, stand ich wieder an den Herdplatten und kochte die Babywäsche in den Töpfen aus.

Eines Abends – ich bereitete für Günter gerade das Abendessen vor und briet eine Leber an – wanderten meine Gedanken zu meiner Mutter. Wie patent sie doch in Haushaltsdingen war. Sie konnte ausgezeichnet kochen und ihre Backkünste waren ebenso unübertroffen. Egal, wie schwierig es gewesen war, wie wenig Zeit sie für uns gehabt hatte – gemeinsames Essen hatte in unserer Familie immer einen hohen Stellenwert gehabt. Beim Gedanken daran, wie meine Mutter in einem dampfenden Topf rührte oder mit dicken Häkeltopflappen den Backofen öffnete und der Duft in die Küche strömte, durchflutete mich auch jetzt wieder ein warmes Gefühl.

Michael lag bereits im Bett und ich wartete, dass Günter zur Abendbrotzeit nach Hause kam. Doch er ließ und ließ sich nicht blicken. Je weiter der Zeiger der Uhr vorrückte, desto trauriger wurde ich. Verzweifelt briet ich die Leber immer weiter, bis sie schließlich ganz hart war. Salzige Tränen fielen darauf. Verdrossen blickte ich auf den liebevoll gedeckten Tisch mit Servietten und brennenden Kerzen. Warum kam er bloß nicht? War ich für ihn nicht das Allerwertvollste auf der Welt? Da musste er doch abends nach Hause kommen, um bei mir zu sein. Noch dazu, wo so ein leckeres Abendessen auf ihn wartete.

Doch auch in den nächsten zwei Stunden tauchte Günter nicht auf. Als ich endlich dumpf seine Schritte im Treppenhaus hörte und den Schlüssel im Türschloss, wischte ich mir schnell mit dem Handrücken die Tränen aus den Augen und begrüßte ihn mit einem vorwurfsvollen „Nun ist die Leber steinhart!". Günter sah mich erstaunt an. „Ich konnte nicht anders, da war noch ein wichtiges Gespräch. Ich konnte einfach nicht früher kommen!", sagte er, während er ruhig sein Jackett an den Garderobenhaken hängte. „Du hättest mir zumindest Bescheid geben können", erwiderte ich, noch immer mit Tränen kämpfend. „Aber ich wusste doch, dass du zu Hause bist", erwiderte er lapidar. „Ob ich nun etwas später heimkomme oder nicht, spielt doch keine Rolle." „O doch, für mich spielt es sehr wohl eine Rolle!"

Schmollend setzte ich Günter die ungenießbare Leber vor und zog mich ins Schlafzimmer zurück, wo ich mich ganz klein auf unserer

Ausziehcouch zusammenrollte. *Alles ist ihm wichtig, nur ich nicht,* drehten sich schmerzende Gedanken in meinem Kopf. Schluchzend und zitternd lag ich da und weinte mich in einen Abgrund von Alleinsein und Sorgen.

Schon in den letzten Wochen hatten sich immer häufiger Zweifel an Günters Liebe und Zuwendung zu mir eingeschlichen. Sein Leben spielte sich im Büro ab, morgens verließ er zeitig das Haus, nicht selten ohne ein freundliches Wort oder einen Kuss. An den Abenden kam er oft zu spät und anstatt solch wunderbar inspirierende Gespräche zu führen, wie sie unsere Kennenlernzeit geprägt hatten, setzte er sich zur Entspannung vor den Fernseher. Für uns und Zweisamkeit blieb kaum noch Raum. Bei den Gedanken daran ergriff mich eine tiefe Traurigkeit. Ich fühlte mich alleingelassen, ungeliebt und übersehen.

Am nächsten Morgen – Michael hielt bereits sein erstes Schläfchen – stand ich vor dem Spiegel und kämmte mir die Haare. Immer noch bemitleidete ich mich selbst und fröstelte vor Einsamkeit. Ohne dass wir über den vergangenen Abend gesprochen hatten, war Günter aus dem Haus gegangen. Für ihn gab es kein Problem.

Plötzlich fingen, ganz leise und fein, Stimmen und verzerrte Geräusche an, um mich herumzuzüngeln. Ich erstarrte. Mein Atem wurde flach, meine Finger krallten sich in die Haarbürste, während die Lautstärke anschwoll und der Klangteppich immer bedrohlicher und grauenhafter wurde. Tränen schossen mir in die Augen. Sonnen begannen, um mich herumzutanzen, genau wie damals in der Schweiz, als ich im Fieberwahn war; auch die Stimmen waren dieselben.

Immer wieder hatte ich in den letzten Jahren solche Momente erlebt, in einsamen, deprimierten Stunden, doch die gegenwärtige Intensität war neu, es wurde immer heftiger, schien mich regelrecht zu überrollen. Ich schloss die Augen, doch die Sonnen wurden nur blendender und die Stimmen zudringlicher. Verzweifelt hielt ich mir die Ohren zu und schüttelte den Kopf. Doch diesem Stimmengewirr konnte ich nicht entkommen. Eine unglaubliche Angst packte mich, etwas hielt mich am Hals fest und schnürte mir die Kehle zu.

Wie mit einem Erlösungsschrei meldete sich Michael, der aus seinem Schlaf aufgeschreckt war. Ich eilte zu ihm und sogleich nahm der dämonische Spuk ein Ende. Doch ich wusste, es war nur eine Frage der Zeit, bis die Stimmen wiederkommen würden, bis ich mich wieder verlassen fühlen und in meiner depressiven Stimmung einrichten würde.

Versagt

Mit schnellen Schritten lief ich in die Küche und öffnete mit routiniertem Griff eine Tür der riesigen weißen Schrankwand. Mit dem Rücken zum Herd holte ich die Weinbrandflasche heraus und goss mir einen doppelstöckigen Cognac in den Schwenker, der gleich daneben stand. Den Kopf im Nacken leerte ich hastig das Glas, um gleich wieder bei meinen Kindern sein zu können.

Inzwischen war Michael vier und wir hatten vor einem Jahr noch eine Tochter bekommen, Julia. Aus der winzigen Mansardenbude waren wir längst ausgezogen und bewohnten nun eine schöne Wohnung auf dem Lübecker Koberg, mitten in der Altstadt. Die Mietwohnung lag direkt über Günters Büro, das ebenfalls vor einiger Zeit aus der baufälligen Villa in der Moislinger Allee hierher verlegt worden war. Unsere Wohnung gehörte seinem Chef, der sie geschmackvoll-schlicht hergerichtet und renoviert hatte: überall weiße Wände, Einbauschränke und graue Böden. Sehr hübsch und in wunderbarer Lage, aber unpraktisch für kleine Kinder, so mitten in der Stadt.

Auch heute hatte sich der Rückweg vom Park wieder einmal zäh in die Länge gezogen. Ein ganz schöner Gang mit zwei Kleinkindern. Erschöpft schloss ich die Augen und atmete tief durch. „Mama!“, hörte ich Michael aus dem Wohnzimmer rufen. Hastig stellte ich den Schwenker zurück, schraubte die Weinbrandflasche zu und schloss die Schranktür, bevor ich zu ihm eilte.

Die Kinder hatten eine fröhliche Mutter verdient, eine, die unbeschwert lachte und mit ihnen spielte. Doch ich scheiterte täglich an dieser Idealvorstellung, die ich mir selbst auferlegt hatte. Zweifelsfrei gelang es anderen jungen Frauen, gute Mütter zu sein. Doch ich schaffte es einfach nicht. In mir war es finster, traurig und einsam. Der Alkohol half mir, mich eine Zeit lang leichtfüßiger zu fühlen und den anstrengenden Spätnachmittag zu überstehen. Auch für die Kinder war es so allemal angenehmer. Da war ich mir sicher.

Nachdem die angenehme Wirkung des Alkohols eingesetzt hatte, sah ich mich den Aufgaben des restlichen Tages gewachsen: Ich nahm die Kinder mit ins Bad, ließ warmes Wasser in die Duschwanne ein und setzte die beiden zum Plantschen hinein. Nach dem Baden rubbelte ich sie mit einem weichen Handtuch ab, cremte sie ein und zog ihnen ihre Pyjamas an. Während die Kinder müde und überdreht durch die Küche tobten oder mich mit Fragen löcherten, bereitete ich das Abendbrot vor. Auf einem großen Tablett balancierte ich Geschirr, Besteck, Brot, Aufschnitt und Julias Brei ins Wohnzimmer, wo wir Günters alten Biedermeiertisch als Essplatz nutzten. Üblicherweise aß Günter nicht mit uns, weil er erst später von der Arbeit nach Hause kam.

Ich hatte mich damit abgefunden. Unser Familienleben war anders, als ich mir immer erträumt hatte. Schon seit einer Weile spürte ich, dass Günter mich mied. Bestimmt floh er vor meinen ausgesprochenen und unterschwelligen Erwartungen, die ich an ihn stellte, meinen vorwurfsvollen Klagen über unsere distanzierte Beziehung und meiner ständigen Unzufriedenheit und Deprimiertheit. Es war verfahren.

Doch schnell holte ich meine Gedanken zurück. Michael und Julia waren im Jetzt und Hier, dort war ich gefragt. Das half mir, nicht noch tiefer in die Spirale zu stürzen. Also setzte ich ein Lächeln auf und widmete mich den Kindern und dem, was es zu tun galt: Brote schmieren, Käse, Wurst, Brei. Nach dem Essen Münder abwischen und Tisch abräumen.

Bevor ich im Kinderzimmer das Licht löschte, sang ich Michael und Julia ein Schlaflied vor und sprach noch ein kurzes Gebet: „Ich bin klein, mein Herz ist rein, soll niemand drin wohnen als Jesus allein.“ Dieses Abendritual pflegte ich, obwohl ich überhaupt nicht religiös war. Auch bevor ich selbst zu Bett ging, betete ich meist das Vaterunser. Es beruhigte mich und ich dachte dabei an meine geliebte Oma, die dieselben Worte schon mit Lore und mir vor dem Schlafengehen gesprochen hatte.

Meine Kleinen schlummerten in der Regel schnell ein. Liebevoll strich ich die Bettdecken glatt und schlich auf Zehenspitzen aus dem Kinderzimmer. Um diese Zeit war Günter meistens schon nach Hause gekommen und saß auf dem dunklen Ledersofa vor dem Fernseher, seinem „Lieblingsspielzeug“, wie ich es nannte. An manchen Tagen kam er auch etwas früher und spielte noch mit den Kindern. Besonders sein Babymädchen liebte er abgöttisch.

Als ich später im Bett lag, ließ die Wirkung des Alkohols allmählich nach und die dunklen Gedanken schlichen sich wieder heran. Was war ich für eine schlechte Hausfrau! Und auch als Mutter war ich oft überfordert und fühlte mich am Rand meiner Kräfte. Dabei hatte ich mich so sehr auf unser zweites Kind gefreut, das ich vor anderthalb Jahren bekommen hatte – und zwar entgegen der Prognose der Ärzte.

Damals wäre ich fast an einer lebensgefährlichen Eileiterschwangerschaft gestorben. Ich litt unsägliche Unterleibschmerzen und krümmte mich vor Qual. Günter war in die Apotheke gelaufen und hatte mir Abführmittel gebracht. Für ihn war es unvorstellbar, dass seine Frau ernsthaft krank sein könnte. Die Abführmittel halfen verständlicherweise nicht und schließlich ging ich zu meinem Frauenarzt, der mich zur weiteren Behandlung in ein Belegkrankenhaus überwies. Dort fiel ich in der Nacht stark blutend in Ohnmacht und wurde mit Blaulicht in die Universitätsklinik gebracht. Der Eileiter war geplatzt, es ging um Leben und Tod. Sofort wurde ich operiert – und überlebte.

Als ich wieder bei Bewusstsein war, sagte man mir, was vorgefallen war und dass ich nun auch nicht mehr schwanger werden könne. Das war ein herber Schlag für mich. Wie gerne hätte ich noch ein Geschwisterchen für Michael bekommen und auch Günter wünschte sich von Herzen eine Tochter.

Dann – wie durch ein Wunder – war sie uns geschenkt worden! Julia kam im Oktober 1969 zur Welt. Allerdings war die Schwangerschaft sehr schwierig verlaufen, da bereits im fünften Monat die Wehen eingesetzt hatten.

Alles hatte mit dem Tod meines Schwiegervaters begonnen, zu dem ich mit der Zeit doch noch ein gutes Verhältnis entwickelt hatte. Nun war er viel zu früh an einem Herzinfarkt gestorben. Auf das Drängen meines Mannes hin war ich in die Friedhofskapelle gegangen, um mich vom Verstorbenen zu verabschieden, der dort aufgebahrt war. Als ich das aufgedunsene, so stark veränderte Gesicht sah, das Günter dennoch so sehr ähnelte, war ich völlig verstört und schockiert. Kurz danach bemerkte ich ein starkes Ziehen in meinem Unterleib und erkannte voller Schrecken: Das war eine Wehe! Der Arzt verordnete mir daraufhin absolute Ruhe und so lag ich die restlichen Monate nur im Bett.

Wurden die Wehen heftiger, musste ich für einige Tage zur Beobachtung in die Klinik. Meinen dreijährigen Michael konnte ich in meinem Zustand natürlich nicht versorgen und so entschieden wir, dass er in dieser Zeit bei einer befreundeten Familie leben sollte. Von den Ärzten verordnetes Valium half mir, die starke Nervosität unter Kontrolle zu bringen, die mich seit dem Anblick des Leichnams ergriffen hatte.

Tatsächlich begann die Geburt erst, als ich die vierzigste Schwangerschaftswoche erreicht hatte. Zwar verlief alles unkompliziert und es ging mir gut, doch mein Baby wurde in der Wochenbettzeit sehr krank. Es hatte schlimme eitrige Stellen am Körper, groß wie D-Mark-Stücke, die partout nicht abheilen wollten. Vermutlich eine durch die mangelnde Hygiene im Krankenhaus hervorgerufene Reaktion.

Nach einigen Tagen im Krankenhaus nahm ich Julia schließlich mit nach Hause. Dort musste ich mich weiterhin Tag und Nacht um sie kümmern, dafür sorgen, dass alles trocken blieb und die Wunden nicht nässten. Immer wieder setzte ich mich mit dem nackten Säugling und einer saugstarken Unterlage vor die angeschalteten Herdplatten und den offenen, wärmenden Backofen in der Küche, damit die kranke Haut austrocknen und heilen konnte.

Auch Michael war nach fünf Monaten Trennung wieder bei mir. Die Situation – herausgerissen aus seinem normalen Umfeld, ohne seine Mutter – hatte ihn offensichtlich sehr verstört. Jetzt musste er noch die Aufmerksamkeit mit einem Geschwisterchen teilen, wusste gar nicht mehr, wo sein Platz war. Er hatte sich merklich in sich zurückgezogen und sprach wenig. Auch im Kindergarten, wo er seit einiger Zeit war, fiel es ihm nicht leicht, sich einzufinden oder mit anderen Kindern zu spielen. Ich fühlte mich verantwortlich und zerrissen. Gleichzeitig brauchte Julia so viel Zuwendung und Pflege. Ich schaffte es einfach nicht, allem gerecht zu werden.

Nach drei Wochen war ich am Rande meiner körperlichen und emotionalen Kräfte. Ich war ein seelisches Wrack und kaum in der Lage, meine beiden Kinder zu versorgen. Verzweifelt begann ich, die Beruhigungsmittel zu nehmen, die mir mein Hausarzt verschrieben hatte, um meine Depressionen und Erschöpfungszustände in den Griff zu bekommen. Fortan blickte ich wie durch Watte in die Welt, meine Wahrnehmung und meine Gefühle wurden dadurch völlig gedämpft.

Bald schon fand ich ohne diese Medikamente gar nicht mehr zur Ruhe. Günter ließ all meine Hilferufe um Unterstützung zu Hause abblitzen, er fühlte sich erdrückt von meinen unausgesprochenen Forderungen nach Aufmerksamkeit und Zuwendung. Wenn er mal da war, hatte er nur Augen für Julia, seine Prinzessin. Mir zog sich die Brust zusammen, wenn ich sah, wie er sie küsste, verliebt im Arm hielt, mit ihr lachte und schäkerte, während er mich kaum beachtete und nicht mal mit einem Kuss oder einer Umarmung begrüßte, wenn er abends von der Arbeit nach Hause kam.

Nach einigen Monaten nahm ich meine letzte Kraft zusammen und setzte von einem Moment auf den anderen sämtliche Psychopharmaka ab. Die kommenden Tage und Wochen waren die reinste Hölle: Mein Körper zitterte und ich war von einer wahnsinnigen Unruhe getrieben. Nachts konnte ich nicht schlafen, mich hinzulegen war unmöglich, da ich so aufgekratzt war. Übernächtigt und blass wie ein Leichentuch schleppte ich mich durch die Tage, die Kinder liefen irgendwie nebenher.

Bald kapitulierte ich und ging, da mein Körper so sehr rebellierte, zu meinem Hausarzt, der mir erneut Valium verordnete. Jetzt konnte ich zwar wieder schlafen, war aber immer noch von einem Beruhigungsmedikament abhängig. Ich hatte es nicht geschafft, frei zu werden.

Auch mit dem Valium wurde es bald wieder unerträglich. Schließlich versuchte ich einen weiteren kalten Entzug. Diesmal war ich wild entschlossen, das alles loszuwerden. Da es gerade November war und die Tage kurz und dunkel, standen die Chancen wieder nicht günstig. Diesmal unterstützte mich Günter. Mit Erschütterung hatte er begriffen, wie schlimm es um mich stand, als er mich eines Abends zitternd in der Küche vorfand. So versuchte er mich abzulenken, meine Stimmung zu heben, unternahm mit mir in dieser dunklen Jahreszeit vor Weihnachten einen Kurztrip nach Dänemark. Erneut ging ich durch die Hölle, doch ich hielt durch und schaffte es schließlich, von den Medikamenten loszukommen.

Bald dämmerte mir, dass es neben der vielen Arbeit, in die Günter sich ein Stockwerk tiefer täglich flüchtete, auch eine andere Frau geben musste. Eine Kollegin. Die Bürogemeinschaft hatte zusammengelegt und sich ein Segelboot gekauft. An den Wochenenden gingen sie oft gemeinsam aufs Wasser und intuitiv wusste ich irgendwann, dass er sich in diese eine sehr patente, sportliche und fröhliche Frau verliebt hatte. Offenbar brachte sie Eigenschaften mit, die ich nicht zu bieten hatte. Mit ihr konnte Günter unbeschwerte Stunden verbringen, wohingegen zu Hause nur Schwere, Tristesse und stumme Vorwürfe auf ihn warteten.

Es war schmerzlich, das zu erkennen. Noch immer sehnte ich mich sehr nach einem Mann, der meine Seele sehen und lieben würde. Ich hatte mich darin getäuscht, dass Günter dieser Mann war. Damals war er mir so anders erschienen als die vielen jungen Männer davor, die sich wegen meiner Äußerlichkeiten in mich verliebt hatten. Es hatte immer viele gegeben, die auf meinen Typ geflogen waren, die mich begehrten. Doch das Solide an Günter hatte mich glauben lassen, dass er tiefer blickte und sah, wer ich wirklich war. Dass er meine Gedanken kennen wollte, mich meinte.

Doch nun wandte er sich ab.

Verzweifelt und liebeshungrig suchte meine Seele weiter und es dauerte nicht lange, bis auch ich in tröstende Arme floh, die nicht zu meinem Mann gehörten …

Auf der Suche nach Liebe

Als Julia drei Jahre alt war, begannen Günter und ich wieder, einmal wöchentlich im Lübecker Bachchor zu singen. Wenn wir das Haus verließen, waren die Kinder schon im Bett, und die Nachbarn, mit denen wir gut befreundet waren, hatten ein waches Ohr und einen Wohnungsschlüssel, falls etwas sein sollte.

Wie genoss ich es, wieder zu singen, in Musik zu schwelgen und Teil eines künstlerischen, musischen Ensembles zu sein! Und wie glücklich war ich, dass sich meine Stimme immer noch hören ließ, trotz meiner beiden Schwangerschaften und der langen Pause. Auch Ferdinand, der Chorleiter, war beglückt, dass ich den Sopran bereicherte, und lobte mich überschwänglich. Mit ihm und seiner Frau waren wir auch über den Chor hinaus befreundet und hatten schon manches Mal zu viert etwas unternommen.

Eben probten wir ein Stück aus der Johannespassion, ich konzentrierte mich auf den Lauf der Melodie und den Text. Für den nächsten Einsatz sah ich auf zu unserem Chorleiter. Auch Ferdinand hatte seine Augen auf mich geheftet und schaute mich offen und intensiv an. Sein Blick, der einen Moment zu lang war, als dass er beiläufig oder unschuldig wäre, ließ mir das Blut in den Kopf steigen. Verwirrt senkte ich meine Augen zurück auf mein Liedblatt.

Doch es blieb nicht bei diesem einen Blick. Während der nächsten Probe lachte Ferdinand mich immer wieder an und suchte Augenkontakt. Als einmal Günter nicht bei der Probe dabei sein konnte, bot Ferdinand, nachdem wir die Notenmappen zugeklappt hatten, an: „Komm, Friederike, ich begleite dich noch ein Stück nach Hause.“ Er hielt bereits meinen Mantel in den Händen und half mir galant hinein. Dann öffnete er die schwere Tür der St.-Aegidien-Kirche: „Nach dir, bitte!“, und hakte mich auf der Straße unter. Wie ein ausgetrockneter Schwamm sog meine Seele diese Liebenswürdigkeiten auf.

Beschwingt liefen wir durch den kühlen Februarabend. Ferdinand erzählte voller Leidenschaft von einem Konzert, das er gehörte hatte, schwenkte über zu einem Komponisten, den er entdeckt hatte, um dann abrupt stehen zu bleiben: „Sieh dir das an, Friederike. Ist das nicht wunderschön?" Ich legte meinen Kopf in den Nacken und bewunderte die angestrahlte St.-Petri-Kirche, die halb im Nebel hing, der vom gelblichen Scheinwerfer wie mystisch durchleuchtet wirkte. „Ästhetik, die beinahe schmerzt, nicht?" Stumm nickte ich und genoss diesen Moment der Schönheit.

Ferdinands Blick, seine Leidenschaft für das Schöne brachte eine lange nicht gespielte Saite in mir zum Schwingen. Und nicht zuletzt war ich geschmeichelt davon, wie dieser Mann mich hofierte. Da Günter offenbar auch die Nähe zu einer anderen Frau suchte oder gesucht hatte – ihn darauf direkt anzusprechen war völlig tabu –, hielten sich meine Skrupel in Grenzen, mir diese Aufmerksamkeiten gefallen zu lassen.

Ferdinand, direkt und extrovertiert, wie er war, fackelte auch nicht lange und gestand mir wenige Wochen darauf ganz unverblümt seine heftige Liebe. Ich strahlte und spürte, wie mich Glück durchrieselte. Nichts hielt mich mehr zurück, mich darauf einzulassen.

Nun begann eine beschwingte Zeit, in der mich die Erwartung durch die Tage trug, dass ich Ferdinand bald wieder treffen oder mit ihm telefonieren würde. Manchmal konnte ich, wenn ein Kindermädchen meine Kleinen hütete, nach dem Einkaufen kurz heimlich bei ihm zu Hause vorbeigehen. Und abends, wenn die Kinder schliefen und Günter noch im Büro war, telefonierten wir häufig. Dann las Ferdinand mir durch die Leitung selbst geschriebene Prosa vor und wir schwelgten in unserer Seelenverwandtschaft.

Hier war endlich einer, der meine Seele sah und mich zutiefst verstand. Wie eingehüllt in eine wärmende Decke von Geborgenheit war mir, wenn ich mit diesem feinsinnigen Mann zusammen war oder ihn in der Leitung hatte. Dann vergaß ich meine Schwermut, meine gescheiterte Ehe, die Last, als Mutter zu versagen. Ich war überzeugt: Mit Ferdinand könnte alles neu beginnen und gut werden. Von seiner Liebe getragen und genährt, würde ich keinen Alkohol mehr brauchen, um Leichtigkeit zu erleben. Auch die Sonnen und Stimmen, die mich in Momenten der Verlassenheit überfallen hatten, schwiegen. Bei Ferdinand war meine Seele satt, schwebte und fühlte sich stark.

Natürlich war es nur eine Frage der Zeit, bis Günter von unserer Affäre Wind bekam. Mit Sicherheit waren ihm auch die Blicke und unsere Vertrautheit im Chor nicht entgangen.

Ferdinand war auch hier offensiv. Er meinte, meinem Gatten eine brillante Idee zu unterbreiten, als er ihm bei einem Treffen im Café eine Ehe zu dritt vorschlug: So hätten die Kinder weiterhin ihren Vater und Ferdinand, der nicht mehr ohne mich sein wollte, aber auch nicht unbedingt eine Vaterrolle übernehmen wollte, wäre mein Liebhaber. Erregt verließ Günter das Café. Wie konnte Ferdinand nur!

Fortan war die Freundschaft zwischen den beiden Männern passé und Günter kam nie wieder in den Chor. Zwischen Günter und mir fiel kein Wort dazu. Ich wusste aber, dass Günter zutiefst getroffen von meiner Affäre war. So oder so wollte Ferdinand seine Frau verlassen. Und auch ich wünschte mir, neu zu beginnen. Günters und meine Ehe war nur noch verdorrtes, verlassenes Land, auf dem nichts mehr wuchs. Doch was sollte mit den Kindern werden?

Als eine Konzertreise unseres Chores nach Berlin anstand, fuhr ich voraus, um meine Schwester zu besuchen, die mittlerweile in die westdeutsche Insel in der DDR gezogen war. Mit ihren beiden Söhnen und ihrem Mann, der Tierarzt war, wohnte sie in einem Haus mit Tür direkt in den Berliner Zoo. Es war Frühjahr, die Knospen an den Bäumen brachen auf, Vögel zwitscherten und ihre Stimmen mischten sich in das Brüllen der Gorillas und das Tschilpen und Schreien exotischer Vogelarten. Ein lauer Abendwind wehte durch das geöffnete Fenster ins Haus.

Tief atmete ich die milde Luft ein. Zuversicht und Lebensmut durchströmten mich. Ich lächelte. Michael und Julia waren bei meiner Mutter untergebracht. Jetzt würde ich den Schritt gehen, ich würde meinem Herzen folgen, alles andere würde sich finden. Einem Impuls nachgebend hatte Ferdinand vorgeschlagen, dass wir nach dem Konzert Ernst machen und gemeinsam ein neues Leben aufbauen. Mit Ferdinand auf und davon? Mein Herz hatte Ja gesagt. Am nächsten Morgen würde mein Geliebter hier mit den anderen Chorsängern am Flughafen Tegel landen.

Mit Blick in den Zoo hing ich meinen Gedanken nach, als das Telefon klingelte. Lore nahm den Hörer ab und legte nach wenigen einsilbigen Antworten bald wieder auf. Kurz darauf stand sie nervös in der Tür zum Gästezimmer. Fragend sah ich sie an. „Günter kommt. Er will dich abholen", brachte sie hervor. Er habe Wind davon bekommen, dass ich nun mit Ferdinand durchbrennen wollte. Wie ich später erfuhr, hatte unsere Mutter etwas geahnt und ihn eindrücklich gewarnt: „Wenn du sie jetzt nicht holst, ist sie weg!" Und so wollte Günter noch heute Nacht ins Auto steigen und hierherkommen.

Ich war entsetzt. Was sollte ich nur tun? Schlaff ließ ich mich aufs Bett sacken und starrte vor mich hin. Jetzt auf einmal kämpfte Günter um mich – doch war es nicht längst zu spät? War unsere Beziehung noch zu retten? Wollte er an der Ehe festhalten nur um der Ehe willen? Die Gedanken jagten durch meinen Kopf.

Nach einigen Minuten spürte ich in all meiner Verwirrung auch einen leisen Hauch der Erleichterung. War mit Günters entschiedenem Handeln nicht auch das zermürbende Hin und Her vorbei, wurde mir dadurch nicht die Zerrissenheit in Bezug auf meine Kinder genommen? Immerhin war Julia erst drei, sie brauchte mich als Mutter, Michael mit seinen sechs Jahren nicht weniger. Doch mein Magen rebellierte gleich wieder: Nein, nicht mehr zurück zu Günter. Ich wollte mit Ferdinand zusammen sein.

Als es in den frühen Morgenstunden an der Tür klingelte, war meine Gefühlswelt immer noch in wildem Aufruhr. In der Dämmerung stand da mein Mann im Türrahmen. „Wir fahren zurück!", sagte er mit entschlossenem Blick und so bestimmt, dass es keine Gegenrede zuließ.

Ich war sprachlos. Ich wollte nicht nach Hause! Doch die Endgültigkeit in seiner Stimme und auch das Flehentliche, was ich jetzt in seinen Augen sah, ließen mich innerlich kapitulieren. Mit hängenden Schultern packte ich meine Siebensachen zusammen, umarmte meine verständnislose Schwester und stieg wortlos zu Günter ins Auto. Die ganze Fahrt über starrten wir schweigend in die morgendliche Landschaft hinaus. Günter hatte eine klare Entscheidung für unsere Ehe getroffen, der ich mich fügte. Ich ging mit, wenngleich ich es gegen mein Herz tat. Und doch auch mit meinem Herzen – die Mutter in mir wollte zurück und war froh, dass die Zerreißprobe nun vorbei war.

Ich atmete tief ein. Mit dieser Entscheidung starb auch jede Hoffnung, dass es anders werden konnte. Günter und ich hatten uns entfremdet, enttäuscht, betrogen – und nun gingen wir, jedenfalls äußerlich, zur Tagesordnung über. Über die Affären und mein Ansinnen, Günter zu verlassen, schwiegen wir uns aus.

Einige Monate lang bemühte sich Günter merklich um mich, pflückte mir Blumen, unternahm Ausflüge mit mir und flocht mir sogar einmal spielerisch die Haare – Gesten, die meine Seele für den Moment etwas wärmten. Doch meist war in mir nichts als gähnende Leere, Kälte und Distanz. Unüberbrückbar. Ich spürte förmlich, wie es Tag um Tag dunkler um mich wurde und mich nun wieder eine lähmende Depression im Griff hielt. Ich fühlte mich wie in einem Käfig. Vor nicht langer Zeit hatte ich noch davon geträumt, voller Leichtigkeit einfach davonzufliegen und endlich zu singen. Doch nun war ich wieder verstummt wie ein trauriger Vogel hinter Gittern.

Reuevoll musste ich an Ferdinand denken. Er hatte sich von seiner Frau getrennt und war kurzerhand nach Berlin gezogen. Und auch zwischen uns war es endgültig vorbei, ich hatte mich ja aus seiner Sicht im letzten Moment für Günter entschieden. Was blieb mir also anderes übrig, als bei meinem Mann zu bleiben? Wie um alles in der Welt würde ich die Kinder allein durchbringen können? Ohne Beruf, ohne eigenes Geld war ich völlig abhängig von Günter.

Müde schloss ich die Augen und ließ die Schultern hängen. Die Julisonne wärmte meine Haut durchs Schlafzimmerfenster, ich hörte Vögel zwitschern. Doch meine Lebensgeister konnte das nicht wecken. In mir war es dunkel. Die Kinder waren in Kindergarten und Schule, ich hatte einige Momente zum Durchatmen, um den Haushalt zu erledigen und mich auf das Nachhausekommen der Kinder vorzubereiten. Ja, die beiden hatten zwar ihre Mutter behalten, doch die war in einer tiefen Depression versunken und völlig in sich gekehrt. Ein tiefer Seufzer stieg in mir auf.

Langsam öffnete ich die Augen und blickte aus dem Fenster. Verschwommen sah ich das Grün auf der anderen Straßenseite. Gott sei Dank lebten wir jetzt nicht mehr in der Innenstadt, sondern direkt am Stadtpark in einer großen Wohnung. Hier war es so viel leichter und unkomplizierter, mit den Kindern hinauszugehen, wo sie in der Natur spielen konnten. Im Park zu sein, schenkte uns unbeschwerte Momente.

Nachdem Günters anfängliche Aufmerksamkeiten abgeflaut waren, zog er sich wieder zurück. Floh vor meiner Schwermut und Trauer ins Büro. Alle Liebe verschenkte er weiterhin an seine Prinzessin Julia, ein fröhliches kleines Mädchen, das von seinem Vater bekam, was es sich nur wünschte. Wie ungerecht das war.

Oft stand ich in den nächsten Monaten und Jahren nun hier am Schlafzimmerfenster mit Blick auf den Stadtpark und weinte. Und nicht selten bedrängten mich nun erneut die vertrauten, grauenhaften Stimmen. Die Einsamkeit hatte mich wieder. Mit ihr waren auch meine Unruhe und Schlaflosigkeit zurückgekehrt. Doch ich hatte meine Lektion gelernt: Psychopharmaka würde ich nicht wieder nehmen.

Ohne Lebensmut

Der vorrückende Herbst zog meine Stimmung täglich tiefer in den Keller. Die Tristesse und das zermürbende Dauergrau der regnerischen Jahreszeit zollten ihren Tribut. Der Stadtpark verschwamm vor meinen Augen und ich versank in einem abgrundtiefen Sumpf. Ich war ungeliebt. Ungewollt von Anfang an, eine Last, eine Bürde für andere. Das war die letzten dreißig Jahre so gewesen und es würde nie anders werden.

Was sollte aus mir werden? Da war nichts in mir, was ich geben konnte, den Kindern nicht, meinem Mann nicht, meiner Schwiegermutter gegenüber sowieso nicht und auch meiner Mutter konnte ich es nie recht machen. Für nichts war ich gut, für niemanden brauchbar. Das war ganz offensichtlich.

Leere breitete sich in mir aus und drohte mich zu verschlingen. Die erdrückenden Stimmen kamen inzwischen fast täglich und ich wusste, ich würde es nicht mehr lange aushalten. Ich wollte es einfach nicht mehr aushalten. Ich wollte all das hier beenden. Endgültig. Ohne mich würde es allen besser gehen. Verzweifelt fasste ich einen Entschluss, der mir Kraft gab, den Nachmittag noch zu überstehen, bis ich abends die Kinder ins Bett gebracht hatte.

Es war still im Haus. Günter war bereits nach Hause gekommen und saß im Wohnzimmer vor seinem Lieblingsspielzeug. Die bewegten Bilder flimmerten durch den Spalt der Tür in die Küche. Inzwischen hatte ich eine ganze Flasche Rotwein intus. Schlafwandlerisch nahm ich einen Porzellanteller aus dem Regal und torkelte damit ins Badezimmer. Dort holte ich eine Packung Schlaftabletten aus dem Spiegelschrank und warf alle Pillen auf einmal in den Mund. Mit dem gefüllten Zahnputzbecher spülte ich in mehreren Anläufen die Tabletten hinunter.

Als ich den Teller nahm, schluchzte ich kurz auf. Dann zerschmetterte ich ihn am Badewannenrand, griff eine kantige Scherbe, ließ mich auf den geschlossenen Toilettendeckel sinken und schnitt mir mit raschen Bewegungen meine Unterarme auf. Schmerz und Erlösung zugleich. Hemmungslos schossen mir Tränen aus den Augen und wie durch eine Milchglasscheibe nahm ich wahr, wie sich alles rot färbte: meine Arme, meine Hose, die Fliesen, der Badvorleger.

Plötzlich packte mich Verzweiflung und ich begann wie wild zu weinen. Was tat ich hier bloß? Wie fremdgesteuert stolperte ich aus dem Bad zum Wohnzimmer. Von furchtbarem Schluchzen geschüttelt stand ich mit meinen blutüberströmten Armen vor Günter, der mich mit weit aufgerissenen Augen anstarrte und kreidebleich wurde.

Schnell sprang er vom Sofa auf, holte Mullbinden und verband hektisch meine Arme. Wie ein Häufchen Elend saß ich da und ließ alles heulend über mich ergehen. Stumm und immer noch von Entsetzen gepackt, führte mich Günter ins Schlafzimmer und steckte mich ins Bett. Er holte einen Stuhl und setzte sich neben mich, um mich zu bewachen. Die ganze Nacht. Eine Zigarette nach der anderen steckte er an, während er mich nicht aus den Augen ließ.

Ich döste benommen und betäubt vor mich hin. Irgendwann wurde mir furchtbar übel. All das Gift in mir sorgte für gehörigen Aufruhr und ich musste mich übergeben. Dann dämmerte ich wieder weg. Als ich am nächsten Morgen verkatert und mit grässlicher Übelkeit in einem verqualmten Zimmer aufwachte, saß Günter immer noch neben mir. Beschämt sah ich in das aschfahle Gesicht meines besorgten Mannes. Sein Blick verriet, dass er fassungslos und erschüttert war über meinen Zustand und darüber, wie schlimm es um uns stand. Doch er sagte kein Wort, machte mir keinen Vorwurf, zeigte kein Mitleid und setzte auch zu keiner Aussprache an. Keinesfalls wollte er darüber reden, was geschehen war. Emotionen mied mein Mann, wo er konnte. Alles sollte funktionieren. Ich wusste: Günter erwartete – wieder einmal –, dass wir einfach in den Alltag übergingen. Die Kinder brauchten mich schließlich.

Ohne Widerstand zu leisten – dazu hatte ich sowieso nicht die

Kraft –, schleppte ich mich also weiter durch mein freudloses Leben und die dunklen Tage, die bald zu Wochen, Monaten und Jahren wurden. Ich weinte viele Tränen am Schlafzimmerfenster und trank immer mehr Alkohol. Ich musste ja weiter funktionieren, abends zur Ruhe finden, mich betäuben. Mein Leben war nicht auszuhalten.

Auch Günter veränderte sich. Nach der Arbeit verzog er sich oft ins Wohnzimmer und drehte die Lautstärke des Plattenspielers ganz nach oben. Bachs Cellosuiten dröhnten durch die Wohnung und schienen meinem Mann eine Ausflucht zu bieten vor der Unerträglichkeit unserer Lage. Dazu hatte auch er begonnen zu trinken. Reden wollte er weiterhin nicht. Sein Schweigen hatte mich schon immer sehr verletzt, sein Unwille, über unsere Probleme zu sprechen, machte die Situation nicht besser.

In den Sommern wurde es wieder etwas erträglicher. Ich verbrachte viel Zeit mit den Kindern im Park, sie hatten ihre Spielkameraden und ich konnte einige leichtere Stunden genießen. Doch als der Herbst des Jahres 1975 kam, stürzte ich wieder in einen Abgrund. Mir fehlte jeder Lebensmut, jede Kraft weiterzumachen. So betrank ich mich eines Abends erneut, als die Kinder im Bett waren, und ging mit schnellen Schritten aus der Wohnung. Geräuschvoll fiel die Tür hinter mir ins Schloss. Rasch stieg ich die Treppen hinunter und lief auf die Parkstraße, bog dann rechts ab in die abendlich verlassene Roeckstraße geradewegs Richtung Elbe-Trave-Kanal.

Mit leerem Blick nahm ich die vielen kahlen und trostlosen Bäume wahr, die die Straße säumten. Ich verstand sie.

Am Ende der Allee bog ich nach links ab und kam am steinernen Löwenstandbild vorbei, das grimmig auf seine Vorderbeine gestützt die Brücke bewachte. Hastig passierte ich es, brachte den Brückenabschnitt hinter mich, der über die Burgstraße führte, und erreichte schließlich den Teil, wo das schwarze Wasser des Elbe-Trave-Kanals träge unter der Brücke hindurchfloss.

Ich wollte keine Zeit verlieren. Ohne einen Blick nach links oder rechts kletterte ich auf das Eisengeländer. Die Kälte, die Höhe, der

Alkohol, der mich benebelte, und die Tatsache, dass ich eine schlechte Schwimmerin war, würden meinem Vorhaben zum Erfolg verhelfen. Ich setzte zum Sprung an.

Da packte mich eine starke Hand am Arm und zog mich energisch von der Brüstung herunter. Mein Körper ließ es sofort geschehen. Es war Günter. Er war mir gefolgt, als er gehört hatte, wie die Wohnungstür ins Schloss gefallen war. Erleichterung ergriff mich, dann begann ich plötzlich wie Espenlaub zu zittern und sackte auf dem Asphalt zusammen. Günter half mir aufzustehen und ich ließ mich von ihm nach Hause führen.

Ohne mir dessen bewusst zu sein, hatte ich geahnt, dass er mir nachgelaufen war, hatte es sogar gehofft. Ihm war mein miserabler Zustand an diesem Abend nicht entgangen und er war alarmiert gewesen, als ich ohne ein Wort einfach verschwunden war. Auch wenn er es nicht sagte, so offenbarte sein entschlossenes Handeln: Günter wollte, dass ich lebte. Doch wie sollte ich das schaffen? Stumm und bedrückt liefen wir nebeneinanderher. Auch diesmal: kein Vorwurf, kein Mitleid, keine Fragen. Nur Erschütterung und lähmende Hilflosigkeit, die uns verbanden.

Zu Hause legten wir uns wortlos schlafen.

Wir waren beide verzweifelt. Ich sah keine Perspektive mehr. Nun hatte ich mich schon neun Jahre lang mit schwersten Depressionen herumgeschlagen, mich mit Medikamenten und Alkohol durchs Leben geschleppt. Auch meine suizidalen Hilferufe hatten keine Veränderung gebracht. In mir verhärtete sich die Überzeugung, dass es nichts mehr gab, was mich aus diesem Morast herausbringen könnte. Nichts.

Doch da hatte ich die Rechnung ohne Marita gemacht.

Wendepunkt

„Fahrt da mal hin, das wird euch guttun." Marita lächelte mich aufmunternd an. Wie schön, dass sie zu Besuch war. Günters einzige Schwester lebte in der Zwischenzeit mit ihrem Mann in Aachen, doch da ihre Mutter und Schwiegereltern in Lübeck waren, kam sie immer wieder in die Stadt.

Von Anfang an war Marita diejenige aus meiner Schwiegerfamilie gewesen, die mich willkommen geheißen und angenommen hatte, wie ich war. An ihren Blicken und ihrer freundlichen Aufmerksamkeit hatte ich gespürt, dass sie mich einfach lieb hatte. Auch ich hatte sie auf Anhieb ins Herz geschlossen. Im Lauf der Zeit hatten wir uns immer besser kennengelernt und waren Freundinnen geworden. Ich vertraute ihr. Auch wenn wir uns selten sahen, wusste Marita, wie es um unsere Ehe bestellt war. Es tat so gut, ihr nichts vorspielen zu müssen, wo ich sonst eifrig darauf bedacht war, unsere inneren Kämpfe und Eheprobleme nicht nach außen zu tragen.

Nun erzählte sie uns von einem Seminar mit Vorträgen zu den großen Lebensthemen, das ihr und ihrem Mann selbst unglaublich gutgetan habe. Sie hatte uns bereits dafür angemeldet. „Das ist doch in Ordnung? Es ist über den Jahreswechsel, da habt ihr bestimmt noch nichts vor, oder?" Verdutzt nickte ich. Auch wenn ich keine Ahnung hatte, worauf wir uns da einließen, so blitzte doch ein Hoffnungsschimmer in mir auf. In mir war es so dunkel und perspektivlos, ich war froh um jeden Grashalm, an den ich mich klammern konnte, jeden Weg, der irgendwie Veränderung in Aussicht stellte.

Das Seminar sollte in einem Tagungshaus in der Nähe von Hamburg stattfinden. Das war für uns gut zu erreichen und auch die Kinder konnten wir für die paar Tage bei meiner Mutter unterbringen. Immerhin waren die beiden inzwischen zwölf und neun Jahre alt. Also sprach nichts dagegen, Maritas Einladung zu folgen und dorthin zu fahren. Meiner Schwägerin vertraute ich blind. Und auch Günter sagte überraschenderweise sofort zu.

Als wir ein paar Wochen später im Tagungshaus ankamen und beim ersten Abendessen die anderen Gäste kennenlernten, stutzte ich. Alle waren so unglaublich freundlich. Ich war es gewohnt, argwöhnisch beäugt zu werden und dass die Frauen aufgrund meines Äußeren sofort mit mir in Konkurrenz traten. Doch hier herrschte ein wohlwollendes Miteinander – Balsam für meine kaputte und mürbe Seele. Auch der Tagungsleiter, Herr von Witzendorf, beeindruckte mich durch seine väterliche, freundliche Art. Er verbreitete Ruhe, Stärke und ein Gefühl des Aufgehobenseins, wovon ich mich seltsam angezogen fühlte. Ich erfuhr, dass wir hier auf der jährlichen Gästetagung des „Marburger Kreises" waren, offenbar eine christliche Organisation. Obwohl ich nichts mit der Kirche am Hut hatte, kümmerte mich das nicht weiter.

Am nächsten Tag sprach der Tagungsleiter in einem großen, bestuhlten Raum herzliche einleitende Worte, bevor verschiedene Vorträge begannen. Gespannt lauschte ich den Rednern und spürte gleich, wie viel die aufgeworfenen Themen mit mir zu tun hatten: Wie geht es mir? Was macht mein Leben aus? Wie will ich leben? Puh. Gute Fragen.

Noch immer spürte ich diese unendliche Trauer in mir, so viel Unfriede. Ich wusste, dass ich ganz und gar nicht im Reinen war mit mir und der Welt. Und was mein Leben ausmachte? Das war doch genau der Kern des Problems – ich war zu nichts gut und allen eine Last. Die Verzweiflung darüber bestimmte mein Denken und Handeln. All dem hier in diesem Umfeld nachzuspüren, hatte etwas viel weniger Destruktives, als wenn ich allein zu Hause war. Wohin würde mich diese Reise führen? Gab es hier Antworten für mich?

Irgendwann kam einer der Redner auf Jesus Christus zu sprechen. Überrascht horchte ich auf. Bis dahin hatte ich nicht begriffen, dass wir hier tatsächlich auf einer frommen Veranstaltung waren. Was der Mann am Pult sagte, löste einen regelrechten Aufruhr in mir aus.

Würde ein Leben mit Gott wirklich alles verändern? Würde ich Frieden finden, meine Trauer hinter mir lassen können? Würde er all die Bedrückung und meine Schuld, die ich mit mir herumtrug, wirklich wegnehmen können? Das jedenfalls behauptete der Mann am Rednertisch.

Wenn mir während der Vorträge eins zum ersten Mal wirklich bewusst wurde, dann, dass so einiges in meinem Leben verkehrt gelaufen war und mich das, was ich auf dem Kerbholz hatte, schwer bedrückte. Was wäre, wenn diese ganze Last weg wäre, einfach so? War das möglich? In der Nacht wälzte ich mich auf meiner Matratze hin und her. Diese Gedanken arbeiteten in mir.

Am nächsten Tag musste Günter zur Abnahme eines Wasserwerks. Gleich am Morgen fuhr er los. Es war abzusehen gewesen, dass dieser Termin in die Zeit der Tagung fallen würde, und Günter schien es nicht unrecht zu sein. So ging ich nach dem Frühstück allein in den Seminarsaal, um den Vorträgen weiter zu lauschen.

Mit übergeschlagenen Beinen und meinem Notizblock auf dem Schoß saß ich auf meinem gepolsterten Stuhl. Herr von Witzendorf stand am Pult und knüpfte daran an, worüber ich die ganze Nacht gegrübelt hatte: Was würde mein Leben wirklich verändern können?

Plötzlich haute es mich fast von meinem Stuhl. „Du bist wertvoll, es ist richtig, dass du da bist!“ Dieser Satz des Tagungsleiters traf direkt in mein Herz. Etwas in mir konnte das Glück, das diese Aussage auslöste, kaum fassen, während ein anderer Teil sich sträubte: Sollte Gott wirklich so über mich denken? Über mich, die von Anfang an immer eine Last für andere war? Die nichts auf die Reihe kriegte? Mein Herz pochte wild und unaussprechliche Wärme flutete meinen Körper. Ich begriff allmählich und mit allen Sinnen, dass dieser Satz die Wahrheit sein musste, und schloss die Augen. „Gott, ich brauche dich!“, schrie ich innerlich und bebte dabei. Jede Faser meines Seins schien wie elektrisiert.

So saß ich eine Weile still da. Dann wurde mir mit einem Mal klar, dass ich hier tatsächlich an der Schwelle zu dem stand, was mein ganzes Leben verändern konnte. Der Tagungsleiter sprach davon, dass wir einen Anfang mit Gott wagen und unser altes Leben hinter uns lassen könnten. Oh, wie gerne wollte ich das! Wie sehr brauchte ich das! Doch gleichzeitig hielt mich eine unglaubliche Angst zurück. Was würde das bedeuten? Welche Konsequenzen hatte das? Und nicht zuletzt – was würde Günter denken? Doch der war ja schließlich gar nicht hier. So fasste ich mir ein Herz und gab dem inneren Drängen nach, ein Gespräch mit einer Seelsorgerin zu suchen.

Die freundliche junge Mitarbeiterin nahm mich lächelnd in Empfang. Auf ihre Einladung hin folgte ich ihr durch die Flure zu ihrem Zimmer, wo wir in aller Ruhe miteinander sprechen konnten. Als ich mich ihr gegenüber an den kleinen Holztisch setzte und sie mir aufmunternd zunickte, sprudelte es geradezu aus mir heraus: meine ungeordnete, stürmische Beziehung zu Günter, der Betrug Klara gegenüber, mein Versagen als Mutter, die Affäre mit Ferdinand, Depressionen, meine Suizidversuche, die Medikamentenabhängigkeit und der Alkohol, den ich im Alltagstrubel brauchte, um zur Ruhe zu kommen.

Ich erzählte auch, dass ich in meinen Zwanzigern bei okkulten Sitzungen, die Leute aus unserem Freundeskreis gemacht hatten, beim Gläserrücken teilweise als Medium gedient hatte, weil ich so empfänglich war. Hier merkte die junge Seelsorgerin auf und holte schließlich noch Frau von Witzendorf hinzu, die Frau des Tagungsleiters, die bei solchen Themen versierter war. Die beiden erklärten mir, was es bedeutete, den neuen Weg mit Jesus zu beginnen. Dass ich ihm zuerst alles bekannte, was mich belastete und von ihm trennte. Und dass ich Jesus in mein Leben einlud, als Freund und Herr.

O ja, das wollte ich. So sprach ich, nachdem ich meine Vergangenheit in einem Sündenbekenntnis hinter mir gelassen hatte, ein vorformuliertes Gebet nach. Dass ich von jetzt an mein Leben mit Jesus leben wollte, mit seiner Hilfe und Liebe. Während sich die Worte in meinem Mund formten, spürte ich eine wunderbare Wärme in mir aufsteigen. Dann sprach Frau von Witzendorf ein kraftvolles und energisches Gebet, um mich von meiner okkult belasteten Vergangenheit zu lösen. Abschließend segnete mich die Seelsorgerin für meinen Start als junge Christin und schloss: „Deine Sünden sind dir vergeben, gehe hin in Frieden."

Es klingt unglaublich – und das war es auch für mich –, aber nach diesem Satz war mit einem Mal alles anders. Ich war wie ausgewechselt. Ungläubig öffnete ich die Augen und sah in die strahlenden Gesichter der Seelsorgerin und Frau von Witzendorfs. Um mich herum und in mir war plötzlich alles Freude. Es war kaum zu fassen.

Voller Dankbarkeit verließ ich das Zimmer und schwebte regelrecht durch die Flure und über das Gelände. Ich war wie beflügelt, voller Elan und Lebenswillen. Gewollt! Mein ganzes Leben lang, schon bevor ich zur Welt gekommen war, war ich gewollt! Diese Wahrheit stand mir nun glasklar vor Augen, sie füllte und heilte mein Herz, das all die Jahre so schmerzhaft leer gewesen war. Am liebsten wäre ich vor Glück über diese neue Lebensrealität bis in den Himmel gesprungen.

Die düsteren Gedanken, mein Minderwertigkeitsgefühl und meine lebensmüde Bedrückung – wie weggeblasen. Ich fühlte mich wie ein mit Helium gefüllter Luftballon, schwerelos und kurz vor dem Platzen. Pralle Freude. Die kahlen Winterbäume um das Gästehaus herum schienen mir wie die größten Wunder der Schöpfung. Der graue Himmel der frühen Dämmerung leuchtete silbern und ließ mich innerlich jubeln. Alle, die mir begegneten, strahlte ich an. Ich hätte jeden umarmen können.

Doch dann durchzuckte mich ein Gedanke. Was würde Günter sagen, wenn er am nächsten Tag zurückkam und eine Frau vorfand, die während seiner Abwesenheit entschieden hatte, mit einem Gott zu leben, den sie kurz zuvor noch nicht einmal gekannt hatte? Günter kam ja selbst aus einem frommen Stall, aber dem hatte er bewusst den Rücken gekehrt. Christsein hatte für ihn jahrelang bedeutet, dass alles, was Spaß machte, verboten war: Eisessen, Tanzen, Ausgehen …

Aber nicht nur das bereitete mir Beklemmungen. Ich hatte ja tatsächlich eine eigene Entscheidung getroffen. Ohne ihn zu fragen. Ohne irgendjemanden zu fragen. Durfte ich das überhaupt? Mir dämmerte, dass ich das noch nie zuvor getan hatte. Doch nun hatte ich mein Leben einem Gott geschenkt und anvertraut, der voller Liebe, Annahme und Wertschätzung für mich war. Ich hatte gefunden, was mich mein Leben lang sehnsuchtsvoll umgetrieben hatte. Es war das Beste, was ich je getan und erlebt hatte. Es würde kommen, wie es kam.

Von einem neuen, wunderbaren inneren Frieden erfüllt, legte ich mich abends ins Bett. Kurz kreisten meine Gedanken noch um Günter, bevor ich in einen seltsamen Traum hinüberglitt. Ein Traum in Farbe, skurril und klar zugleich, den ich bis heute deutlich vor Augen habe:

Mit einer Gruppe von Menschen fahre ich in einem Zug. Er hält an, wir steigen aus und klettern auf einen Turm. Von ganz oben springe ich hinunter. Noch während ich durch die Luft fliege, fängt mich der väterliche Tagungsleiter, Herr von Witzendorf, auf und stellt mich auf den Grund. Eine Gruppe Jugendlicher mit bunten Schneeanzügen beginnt unversehens, mich mit Schnee zu bewerfen. Herr von Witzendorf nimmt mich wieder auf die Arme und trägt mich zurück zum Zug.

„Ich habe keine Angst", sage ich, als er mich auf dem Trittbrett des Waggons absetzt. Nur finde ich jetzt meinen Platz im Zug nicht mehr, wo doch auch meine Reisetasche sein muss. Ich gehe von einem Abteil ins andere. In einem treffe ich auf meine Mutter mit all den Pflegern, Schwestern und dem Küchenpersonal des Altenheims. Alle sind grell geschminkt wie Clowns, ganz besonders grotesk sieht meine Mutter aus. Sie sitzen am Tisch und lachen. Doch für mich gibt es keinen freien Stuhl.

Schließlich mache ich kehrt und gehe in die andere Richtung. Ganz vorne ist ein Abteil mit einem sehr großen ovalen Tisch. Mein Blick fällt auf einen Platz, der frei ist. An dessen Lehne erkenne ich meine altrosa Tasche aus Samt mit der seidenen Kordel. Ich schaue nach oben und dort im Gepäcknetz liegt tatsächlich meine lederne Reisetasche im Arztkoffer-Stil, aus der mein Lockenstab heraushängt. Also nehme ich auf dem freien Stuhl Platz. Da bemerke ich, dass in meiner Tasche ein großes in Zellophan eingepacktes Schinkenbrot steckt. Ich weiß sofort: Das ist für meinen Mann. Er wird versorgt sein, wenn er zurückkommt. Und ich habe nun meinen Platz in der großen Gemeinschaft derer, die zu Gottes Familie gehören.

Benommen wachte ich am nächsten Morgen auf. Der Traum hing mir nach. Zur Mittagszeit kam Günter. Er schien verwundert, als er mich so fröhlich auf sich zustürmen sah. Begeistert erzählte ich, was am vergangenen Tag passiert war und welch ein Friede in mir war, seit ich entschieden hatte, zu Jesus zu gehören. Mein Mann war erst einmal gar nicht allzu überrascht, als er von meiner „Lebensübergabe" hörte. „Das kenne ich doch alles schon", gab er aufgeklärt zurück. Aber o nein. Günter kannte das ganz und gar nicht – er hatte plötzlich eine völlig veränderte Frau an seiner Seite. Und das machte ihn stutzig.

Die Tagung ging zu Ende und wir fuhren zurück in unseren Alltag. Doch es war ein Alltag in einem neuen Leben. Wenn ich mich zuvor morgens durch meine Depressionen nur mühsam aus dem Bett gequält hatte, so sprang ich nun früh um fünf voller Lebensfreude aus den Federn, setzte mich zu unserem noch schlafenden Sohn ins Zimmer und las in der Bibel. Zwar hatte das Buch der Bücher schon vorher bei uns auf dem Klo gelegen und ich hatte immer mal wieder darin geblättert. Aber plötzlich war es, als wären mir die Augen geöffnet worden für das, was darin stand. Alles ergab mit einem Mal Sinn und ich verstand es! Jeden Tag begeisterte es mich mehr, darin zu lesen, was für ein Gott das war, mit dem ich nun lebte, und wie sehr er mich liebte. Schon immer und trotz all meiner Umwege geliebt hatte.

Nach und nach dämmerte mir auch, dass gerade diese Erfahrungen, die ich gemacht hatte, etwas damit zu tun haben würden, was Gott mit mir vorhatte. Dass er genau das alles nutzen würde, damit ich ein weites, verstehendes Herz für andere bekam, die verzweifelt und ohne Lebensmut waren. Er würde mich sogar eines Tages dazu gebrauchen, Leben zu bewahren und zu fördern. Mich, die ich selbst so oft am Leben verzweifelt war. Ja, genau mich. Davon wusste ich in diesen Tagen noch nichts. Doch was ich bis jetzt wusste, trug mich in einer Wolke von Glück durch den Tag.

Mit einem Lied auf den Lippen bereitete ich nach meiner morgendlichen Andacht das Frühstück vor, genoss es, die Kinder für den Tag fertig zu machen und Tischgemeinschaft zu pflegen. Meine Familie war mir nun keine Last mehr, ich erkannte sie als Bereicherung meines Lebens. Dankbarkeit beherrschte mein Denken. Auch wenn nicht alles immer einfach war. Doch plötzlich war ich die fröhliche Mutter, die ich immer hatte sein wollen. Ganz ohne Medikamente oder Alkohol. Auch ruhig einschlafen konnte ich ohne diese Hilfsmittel – ich legte mich einfach ins Bett und schlummerte friedlich ein. Sogar meine Depressionen waren von einer Sekunde auf die andere wie weggeblasen.

„Deine Sünden sind dir vergeben, gehe hin in Frieden“, klang es immer wieder in mir nach. Ja, ich hatte inneren Frieden gefunden. Es war unglaublich und wunderschön. Auf einmal freute ich mich über das Leben und mir kamen Einfälle für schöne Unternehmungen, die die Kinder mit strahlenden Augen annahmen. In der dunklen Jahreszeit machten wir ausgelassene Schneespaziergänge im Park, luden häufig andere Kinder ein, sangen und lachten viel. Besonders blühte meine Fantasie auf, wenn es um die Gestaltung der Kindergeburtstage ging, mit denen ich Michael und Julia sowie deren Gäste begeistern konnte. Auf einmal fühlte ich mich meinen Kindern so nah, mit ihnen verbunden und das sogen die beiden auf. Wir verbrachten alle gern die Nachmittage oder Wochenenden gemeinsam.

Seit meiner Lebensübergabe auf der Tagung war mir alles zur Freude geworden. Dass dieses Empfinden anhielt, überwältigte mich. Irgendwann fiel mir auf, dass auch die bedrängenden Stimmen ein für alle Mal weg waren. Ich hatte mich losgesagt von allem Okkulten und tatsächlich erlebte ich nun, dass ich frei von all den Mächten war, die an mir gezerrt und um mein Leben gekämpft hatten. Ich gehörte nun zu Jesus. Und das machte mich unantastbar für all die Dämonen meiner Vergangenheit.

Marita freute sich unglaublich, als sie von meinem Glaubensschritt hörte. Nun offenbarte sie mir, dass sie seit Jahren jeden Tag für uns gebetet hatte. Als ich das erfuhr, hatte ich sie gleich noch viel lieber! Was für ein treuer Mensch da an unserer Seite war und im Verborgenen so viel Gutes für uns getan hatte und tat.

Durch Marita und eine örtliche Gruppe des Marburger Kreises, dem ich mich in Lübeck anschloss, begriff ich mehr und mehr, was dieser Verein war und tat, der das für mich so lebensverändernde Seminar organisiert hatte: Der Marburger Kreis e. V. war ein Netzwerk engagierter Christen, denen wichtig war, sich in einer modernen Welt lebensnah und relevant mit dem Glauben auseinanderzusetzen und Menschen auf der Suche nach Gott einen Zugang anzubieten. Und zwar durch Tagungen und Seminare sowie durch lokale Bibelgruppen. Die ehrenamtlichen Mitarbeiter und Gruppenteilnehmer gehörten dabei jeweils unterschiedlichen lokalen Kirchengemeinden und Konfessionen an und kamen aus den verschiedensten Berufsfeldern.

Mit meiner Lübecker Gruppe las ich nun regelmäßig in der Bibel, betete und genoss die herzliche Gemeinschaft, die ich bereits unter den Christen beim Seminar erfahren hatte. Aus der Gruppe hatte ich eine Austauschpartnerin, mit der ich mich zusätzlich einmal pro Woche traf, um miteinander zu teilen, was uns beim Bibellesen oder in der täglichen Andacht aufgefallen war. Außerdem beteten wir füreinander. Seelsorgerliche Begleitung spielt dazu im Marburger Kreis eine wichtige Rolle. So wurde die Leiterin der Gruppe meine Seelsorgerin, zu der ich mit gewichtigen Themen ging, mit Schwierigkeiten oder dem, was mich bedrückte.

Günter kam unterdessen aus dem Staunen nicht mehr heraus. Vor allem spürte er, dass meine Fröhlichkeit und mein Lebensglück von

Dauer zu sein schienen und nicht mehr davon abhängig waren, ob er meinen Liebeshunger stillte und meine Forderungen erfüllte oder nicht. Ich schien etwas gefunden zu haben, das viel größer war als alles, was er mir hätte geben können.

In Günters Tempo

Schließlich meldeten wir uns für Pfingsten zu einer weiteren Tagung des Marburger Kreises an. Die Kinder brachten wir wieder bei meiner Mutter unter und fuhren diesmal ins recht weit entfernte Sulzburg im Schwarzwald. Ich sog alles in vollen Zügen in mich auf – die Gemeinschaft, die Vorträge, die liebevolle Atmosphäre. Ich fühlte mich wie ein Fisch im Wasser. Meine Seele tankte auf und ich spürte, hier war ich richtig.

Günter hingegen wirkte angespannt. Ständig saß er im Zimmer und schrieb etwas, verbrachte viel Zeit im Wald. Oft erkannte ich ihn von Weitem an der dünnen Rauchsäule seines Zigarettenqualms, die über ihm aufstieg. Gemeinsam mit meiner Seelsorgerin, die auch mit auf der Tagung war, betete ich für ihn; es war offensichtlich, dass er innerlich rang. Ich bedrängte ihn nicht und vertraute darauf, dass Jesus auch ihn dort abholen konnte, wo er stand.

Einmal erhob sich Günter mit einem beschriebenen Zettel vom Tisch in unserem Zimmer und ging zur Tür hinaus. Mir war sofort klar, dass er hier seine Lebensbeichte niedergeschrieben hatte, und betete: „Jesus, gib ihm die Kraft, die er braucht, sich dir ganz anzuvertrauen." Im selben Moment, als Günter die Klinke herunterdrückte, öffnete einer der Seminarleiter seine Zimmertür direkt nebenan. Günter sprach ihn an und ging mit ihm ins Zimmer. Mein Herz machte einen Hüpfer. Nun würde auch mein Mann den Schritt wagen und sich einem Seelsorger anvertrauen, um das Alte hinter sich zu lassen und ein neues Leben mit Gott zu beginnen. Und so kam es tatsächlich.

Günter aber ging völlig anders mit diesem Neubeginn um als ich. Ohnehin sprach er ja nie viel über innere Dinge und ich wusste, dass er, als wir uns später wieder trafen, auch nicht danach gefragt werden wollte. Durch mein drastisches Vorher-Nachher-Erlebnis war ich wie wach geküsst worden, preschte fröhlich voran und war zu allem bereit. Mein Glaubens- und Gebetsleben war sehr intensiv und von großer Entschlossenheit geprägt.

Bei Günter lief es viel stiller und aus meiner Sicht zäher ab. Meine Erwartung, dass wir nun, wo wir beide entschiedene Christen waren, unser Leben völlig neu ausrichteten, wurde enttäuscht. Wie ich es von anderen Ehepaaren aus meinem Bibelkreis kannte, stellte ich mir vor, dass Günter und ich nun ebenfalls gemeinsam beten oder in der Bibel lesen und uns darüber austauschen würden.

Doch Günter hatte seine Prägung nicht von einem Tag auf den anderen über Bord geworfen. Es war ihm schon immer schwergefallen, sich zu öffnen, seine Gefühle und sein Innerstes mitzuteilen. Und das hatte sich auch jetzt nicht verändert. Dazu war er, im Gegensatz zu mir, schlichtweg nicht bereit, sein Leben von heute auf morgen umzustülpen und lieb gewordene Gewohnheiten aufzugeben. Fernsehen war ihm weiterhin sehr wichtig, was ich schwer verstehen konnte. Auch dass er anfangs nicht mit in den Bibelkreis kommen wollte, irritierte mich.

Als Günter schließlich doch mitkam, nahm uns das Leiterehepaar bald gemeinsam als Seelsorger unter seine Fittiche. Sie begleiteten uns weise, liebevoll und auch mal mahnend durch die viele harte Arbeit, die uns noch bevorstand. Denn dass wir nun gläubig waren, bedeutete noch lange nicht, dass es in unserer Ehe automatisch gut lief.

Zum einen hatten wir sehr viel aufzuarbeiten, was wir erst im Lauf der Jahre in seinem ganzen Ausmaß begreifen sollten. Dazu war ich so ein Überflieger in meinem neu gefundenen Glauben, dass ich alles in mich aufsog und voller Energie umsetzte, was ich über Gott und die Bibel lernte. Günter hatte eine andere Vorgeschichte und ein anderes Tempo und nun immer eine Frau vor der Nase, die schon alles wusste und konnte. Er fühlte sich eingeengt und unter Druck gesetzt.

Wie vorher war es nun auch hier so: Je mehr ich erwartete, desto mehr zog er sich zurück. Meine weise Seelsorgerin gab mir den klaren Rat: „Du hältst dich jetzt mal zurück und lässt deinen Mann vor.“

Konkret bedeutete das, dass ich mich mit meinen sprühenden Erkenntnissen und meinem Wissen zurücknahm, sowohl in unserer Bibelgruppe als auch zu Hause. Das war nicht einfach, denn Gott machte mir so viele Dinge bewusst, die mein Leben, meine Freundschaften und unsere Ehe betrafen. Zerstörerische Muster, Glaubenssätze, welche Kraft Gebet, Dankbarkeit oder Vergebung haben. In mir wirbelte es. Doch anstatt Günter hier weiterhin mit meinen Einsichten und Offenbarungen zu überrollen, behielt ich es für mich, sprach mit Jesus darüber oder tauschte mich mit meiner Seelsorgerin oder Marita darüber aus.

Ja, Marita – wie wunderbar war es, dass sie vor Kurzem mit ihrer Familie zurück nach Lübeck gezogen war und ich nun in ihr eine im Glauben starke Freundin hatte, die mir zuhörte, mit der ich zusammen betete und die mich auch korrigierte.

Günter bekam so die Zeit, die er brauchte.

Sprung ins kalte Wasser

„Wir?“, fragte ich mit weit aufgerissenen Augen. Günter zeigte nur stumm auf die rot unterstrichenen Namen. Ich brauchte einen Moment, um mich von meinem Schreck zu erholen. Mein Mann und ich hatten uns für ein vertiefendes Seminar des Marburger Kreises über Silvester angemeldet. Zusammen mit der Anmeldebestätigung schickte uns Herr von Witzendorf das Tagungsprogramm. Darin waren wir als Referenten zum Thema Ehe eingetragen.

Ich konnte es nicht fassen. *Wir* sollten das Ehereferat halten? Wir waren doch gerade mal ein paar Monate auf unserem neuen Glaubensweg unterwegs. Zwar bemühten wir uns redlich, nach Gottes Maßstäben zu leben, baten ihn um Hilfe und Hoffnung in verfahrenen Situationen und erlebten, wie er mit uns war. Doch in der Beziehung zwischen Günter und mir lag immer noch vieles im Argen. Was bitte sollten wir denn Hilfreiches über die Ehe sagen? Fast eine Stunde lang! Wir waren ja nicht nur blutjunge Christen, die das Referat zu einem Thema halten sollten, das selbst Neuland für sie war; wir würden damit auch automatisch Teil der Tagungsleitung sein – mit Mitte beziehungsweise Anfang dreißig!

Ich war mehr als überrascht. Traute man uns das wirklich zu, wo wir in jeder Hinsicht jung und unerfahren waren? Doch im Laufe des weiteren Tages machte sich in mir ein Friede breit, der mich spüren ließ, dass ich das Wagnis eingehen sollte. Ganz offensichtlich hatte Gott das eingefädelt, und weil ich ihn liebte und ihm vertraute, war es mir wichtig, ihm gehorsam zu sein. Günter willigte auch ein und so blieben unsere Namen im Programm stehen.

Einige Wochen vor dem Seminar setzte ich mich hin und versuchte, ein paar Gedanken für den Vortrag aufzuschreiben. Uff, so etwas hatte ich noch nie gemacht. Schnell wurde mir deutlich, dass ich einfach ehrlich sein sollte. Was blieb mir auch anderes übrig? Mit

Sicherheit würden auch andere Paare da sein, die keine Zukunft mehr für ihre Ehe sahen, zerstritten waren. Für sie würde es hilfreich sein, wenn da jemand vorne stand, der auch kämpfte und trotzdem Perspektiven sah. Schließlich konnten wir ein Lied davon singen, wie so eine Ehe gründlich schieflaufen kann, und auch, was es bedeutet, einsam in der Ehe zu sein. Und trotzdem hatten wir Hoffnung gefunden und auch schon in zarten Ansätzen erlebt, dass es besser werden kann, wenn Jesus im Leben dabei ist, wenn Dankbarkeit und Vergebungsbereitschaft das Miteinander prägen.

Ja, besonders Dankbarkeit erlebte ich als einen Schlüssel zur Zufriedenheit – mit mir und auch meiner familiären Situation. Dass ich die kleinen wunderbaren Dinge zu schätzen lernte, veränderte schon so viel und half, dem weniger Angenehmen nicht so viel Gewicht zu geben.

Schließlich fuhren Günter und ich zur Neujahrstagung, wie alle Mitarbeiter einen Tag vor dem offiziellen Beginn. „Wie schön, dass Sie es gewagt haben", begrüßte uns Herr von Witzendorf. Auch die anderen Mitarbeiter drückten ihre Freude über unseren Mut aus. Diese Wertschätzung milderten die leisen Zweifel, die immer noch in mir steckten.

Am Morgen, an dem unser Vortrag anstand, war ich ziemlich gespannt und auch kribbelig. Ich hielt mich an dem Gedanken fest: *Wenn Gott das will, dann ist es richtig. Er wird es gebrauchen.* Im Seminarraum legten Günter und ich unsere Ausarbeitungen auf das Sprecherpult. Wir spürten die erwartungsvollen Blicke der Zuhörer auf uns. Draußen schneite es, die Flocken fielen dicht und sanft vom Himmel.

Nun war unsere Premiere gekommen – das erste von zig Ehereferaten, die wir im Laufe unseres Lebens noch halten sollten. Wir hatten abgesprochen, dass ich beginnen würde. Also blickte ich auf, holte tief Luft und begann.

„Ehrlich gesagt, wir haben dieses Referat zwar übernommen, aber es ist ein ganz schöner Sprung ins kalte Wasser für uns. Auch was unsere Ehe betrifft." Es wurde ganz still. „Wenn ich unsere Ehe mit einem Garten vergleichen würde, dann wäre es ein total verwüsteter Garten, der brach liegt. In dem aber ab und zu irgendwo ein kleiner grüner Halm aufsprießt."

Mit großen Augen und schräg gelegten Köpfen blickten uns die Zuhörer an. Vor ihnen standen keine alten Hasen, keine frommen Christen, die eine Vorzeigeehe führten, ihre Vorträge mit den richtigen Bibelzitaten untermauerten und sich redlich bemühten, richtig zu leben. Nein, hier referierte ein Ehepaar, das ehrlich sagte: „Uns geht es noch nicht gut. Aber wir vertrauen Gott und seiner Zusage, dass er uns helfen wird. Wir lassen ihn nicht mehr los." Wir waren ein Paar, das sich verloren hatte, gerade erst von Gott gefunden worden war und sich nun wiederfand. Von vornherein machten wir keinen Hehl daraus, dass wir selbst noch viel zu lernen hatten.

Da ich keine christliche Vorprägung hatte, war mir nicht bekannt, dass in frommen Kreisen Themen wie Eheprobleme oft tabuisiert wurden. Dass man meist eher darum bemüht war, eine Fassade aufrechtzuerhalten, hinter der es jedoch nicht selten bröckelte. Frei heraus erzählten Günter und ich nun vom Scheitern und von unserer Hoffnung. Die Luft knisterte vor Aufmerksamkeit und viele Paare machten sich Notizen.

Als wir geendet hatten, teilten wir die Zuhörer in Gesprächsgruppen ein. Wir waren erstaunt, wie viele sich öffneten und auch im Anschluss an das Seminar ein Seelsorgegespräch in Anspruch nahmen. Gott hatte durch unsere Ehrlichkeit gewirkt.

Von nun an wurden die Tagungen und Seminare des Marburger Kreises ein fester Bestandteil unseres Lebens und wir fester Bestandteil des Mitarbeiterkreises. Die großen Veranstaltungen wie Bibelschulungstagungen oder Seelsorgetagungen durchliefen wir das erste Mal als Teilnehmer, bevor wir selbst in die Leitung gingen. Wir hielten auch weiterhin Ehereferate und leiteten später Eheseminare in Eutin.

In den ersten Jahren war es zugegebenermaßen oft noch holprig. Manchmal zankten Günter und ich uns auf der Fahrt zu einem

Seminar, auf dem wir einen Vortrag halten sollten. Mal waren wir uns uneinig über die Inhalte, über die wir referieren wollten. Oder – ein Dauerbrenner – ich ärgerte mich lautstark darüber, dass Günter zu schnell und zu waghalsig Auto fuhr. Am liebsten hätte ich dann direkt kehrtgemacht und wäre zurück nach Hause gefahren. Aber genau so war es nun mal. Unsere Ehe bestand aus Höhen und Tiefen, aus Streit und Verzeihen. Wir behielten die nüchterne Ehrlichkeit bei, mit der wir von Anfang an als Ehereferenten gestartet waren.

Günter erlebte in unseren Jahren beim Marburger Kreis einen steten Wandel. Indem er den Schritt tat und Verantwortung übernahm, wuchs er im Glauben und in der Weisheit. Die zunehmenden Leitungsaufgaben brachten mit sich, dass er sich sehr klar geistlich ausrichtete. Die Beziehung zu Jesus prägte verstärkt seinen Alltag und seine Gewohnheiten. Regelmäßig las er zu Hause in der Bibel, nahm die Bibelgruppe und die Austauschpartnerschaft sehr wichtig und es gab sogar Zeiten, da sprachen auch wir häufig über unseren persönlichen Glauben. Seine wenige Freizeit neben der Arbeit widmete Günter gern Jugendlichen, die wir zu uns nach Hause einluden, und kam mit Freunden über den Glauben ins Gespräch. Voller Freude sah ich, wie sein Herz dafür schlug, Gott und Menschen zu lieben.

Stück um Stück wuchsen Günter und ich auch mehr in die Leiterschaft und Verantwortung des Marburger Kreises hinein. Bald entwickelten wir eine neue Tagung mit, die wir schließlich über zwanzig Jahre lang über die Ostertage in der Nähe von Aschaffenburg leiteten. Mit der Zeit wurden Günter und ich bei der Seminarleitung und auch bei den Eheseminaren in Eutin ein eingespieltes Team.

Bei all diesen Tagungen, bei denen ich mitarbeitete, durfte ich immer wieder erleben, wie Gott das gebrauchte, was ich selbst durchgemacht hatte. Es war mir oft ein Leichtes zu sehen und zu verstehen, was in anderen vorging, wenn ich als Seelsorgerin Frauen begleitete. Mit meinem großen Repertoire an Erfahrungen konnte ich schnell erspüren, worum es ging, und sie dann entsprechend verständnisvoll abholen und anleiten.

Wie Gott all diese Erlebnisse und Brüche meiner Biografie eines Tages sogar in noch größerem Umfang gebrauchen würde, konnte ich mir zu diesem Zeitpunkt noch nicht ausmalen. Im Lauf der kommenden Jahre gab es noch viel loszulassen und zu lernen, häufig schenkte Gott mir gewichtige Erkenntnisse, die mich freier und unsere Ehe inniger werden ließen.

Heil werden

Günter sprach zwar auch weiterhin nicht über seine Emotionen, aber das bedrohte mich nun nicht mehr. Ich brauchte es schlichtweg nicht mehr, um mich geliebt zu wissen oder mich ihm nah oder verbunden zu fühlen. Dass ich geliebt war – umfassend und bedingungslos – von meinem himmlischen Vater, verankerte sich immer tiefer in mir.

Je mehr diese Liebe Teil meines Lebens wurde, desto mehr wurde mir dadurch bewusst, wie sehr ich dieses Geliebtsein bei anderen gesucht hatte, besonders bei Günter. In unserer Beziehung war ich wie ein Fass ohne Boden gewesen. Ich hatte so sehr unter meinem Minderwertigkeitsgefühl, meiner Abhängigkeit von Anerkennung und Beachtung gelitten, dass man oben reinstopfen konnte, was man wollte – es kam alles wieder unten heraus.

Die Erwartungen und Ansprüche, die Günter nicht erfüllen konnte, hatten ihn fast erdrückt. Ich hatte in ihm einen Vater, Freund, Seelenversteher, Liebhaber gesucht, einen, der mich meinte … Das konnte er alles gar nicht sein! Dass ich immer unglücklicher geworden war, hatte er mit Erschütterung gesehen, es aber nicht auffangen oder kitten können.

Und nun hatte ich in Jesus die Quelle der Liebe gefunden, die ich wirklich brauchte. Die mich satt machte, mir meinen Wert gab. Die mir half, eine stabile Identität aufzubauen, die andere nicht auslaugte oder drängte, meine Bedürfnisse zu erfüllen. Dadurch kam eine ungekannte Freiheit in unsere Beziehung. Wir waren füreinander da, ohne uns zu sehr zu brauchen oder unser Glück voneinander abhängig zu machen. Ein paar Jahre zuvor hätte ich mir nicht träumen lassen, dass mein Leben und unsere Ehe noch Perspektive haben könnten. Und nun war es Wirklichkeit geworden. Ich war glücklich und wusste mich geliebt. Unsere Ehe kam aus ihrer Schieflage. Langsam, aber stetig.

Viel objektiver konnte ich nun Streitthemen und Schwierigkeiten, die in unserem Alltag auftraten, begegnen, weil sie nicht mehr existenziell waren. Dazu schenkte mir Gott im Lauf der Jahre ein ums andere Mal kleine und größere Offenbarungen, was die Wurzeln unserer Missverständnisse und Reizpunkte betraf.

Wir waren gerade unterwegs zu einer Tagung, als wieder meine Handflächen zu schwitzen begannen – wegen Günters rasantem Tempo auf der Autobahn. So oft hatten wir uns deswegen in die Haare gekriegt, weil ich diese unvernünftige Waghalsigkeit beim Autofahren nicht gutheißen und schwer aushalten konnte. Als angespannte und verängstigte Beifahrerin hatte ich das Günter auch wissen lassen. Und ärgerte mich besonders darüber, dass er es immer wieder tat, obwohl er ja wusste, dass ich mich dabei unwohl fühlte.

Doch diesmal entschied ich, mich nicht mehr aufzuregen, und ließ innerlich los. Ich sagte es Günter nicht. Er konnte es nur daran erkennen, dass ich mich in meinem Sitz zurücklehnte und mich nicht beschwerte. Meine Haltung ihm und dem gegenüber, was er in meinen Augen „falsch" machte, bewirkte eine Veränderung. Zum Ersten in mir, denn plötzlich war ich eine entspannte Beifahrerin. Und in den nächsten Wochen und Monaten auch in Günter, denn er begann wie von allein, umsichtiger zu fahren.

Mir wurde deutlich, dass wir als Ehepartner eine Einheit waren. Dass das, wie wir uns zueinander verhielten, Auswirkungen hat. Wie beim schnellen Autofahren. Die Haltung war so entscheidend. Je mehr ich innerlich geheilt und ganz wurde, desto leichter fiel es mir, mich zu entscheiden, Günter gegenüber trotzdem mit Liebe zu reagieren, auch wenn ich mich verletzt fühlte. Wenn er sich zum Beispiel lieber vor den Fernseher setzte als mit mir zusammen auf die Dachterrasse. Oder sich wieder einmal ausschwieg über eine Sache, die ich allzu gern mit ihm geteilt und diskutiert hätte. Dass ich mich dann nicht beleidigt zurückzog, sondern ihm verbunden blieb, bewirkte, dass unsere Beziehung als Ganzes immer gesünder wurde.

Ein besonderer Stein geriet durch ein Eheseminar des Marburger

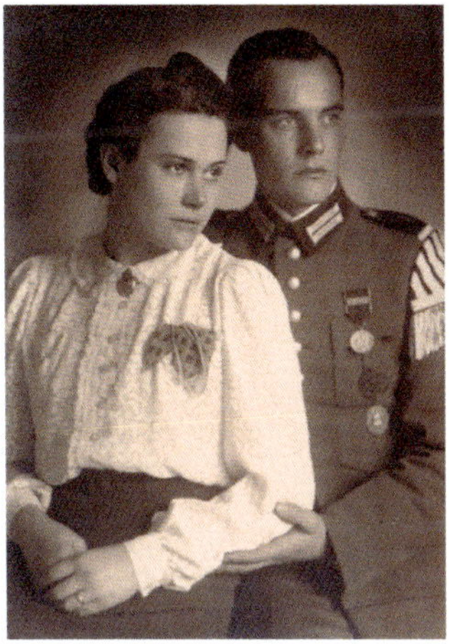

Meine Eltern bei ihrer Kriegstrauung am 15. April 1940 in Breslau. Leider habe ich meinen Vater nie kennengelernt, weil er vor meiner Geburt im Krieg fiel. © privat

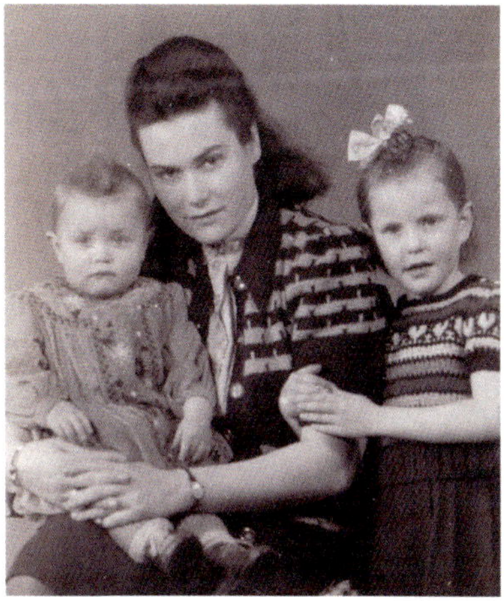

Meine Mutter Erna mit meiner älteren Schwester Hannelore und mir im Januar 1946 in Lübeck © privat

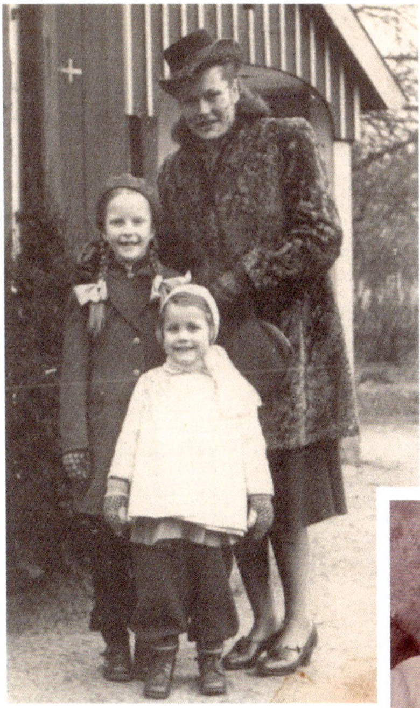

1949 mit Mutti und Hannelore (7) in Bad Schwartau, wo meine geliebte Omi (kl. Bild) wohnte © privat

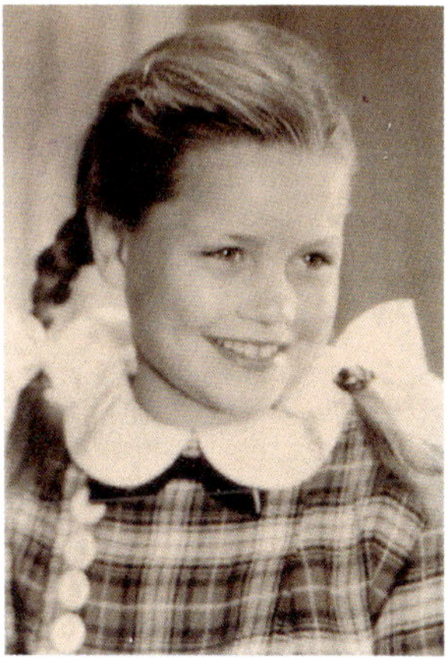

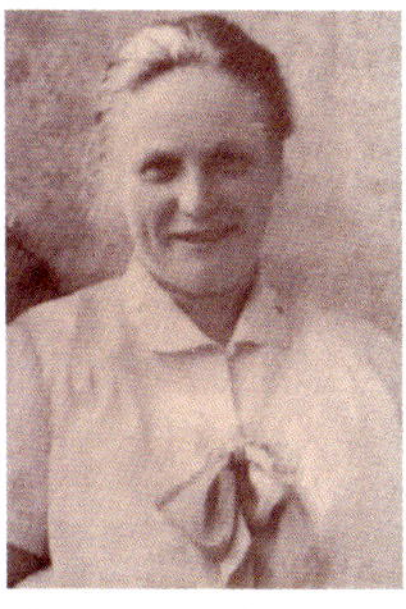

Als Kind trug ich eine große Traurigkeit in mir. Doch nach außen versuchte ich, „Muttis Sonnenschein“ zu sein. © privat

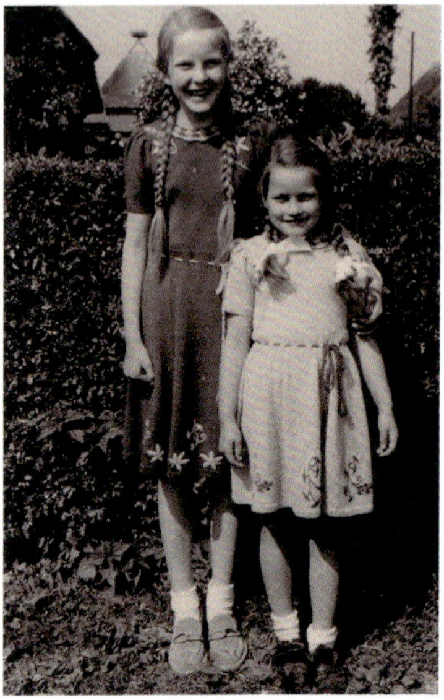

Hannelore (11) und ich (8) präsentieren stolz die von Mutti gestrickten Kleider. © privat

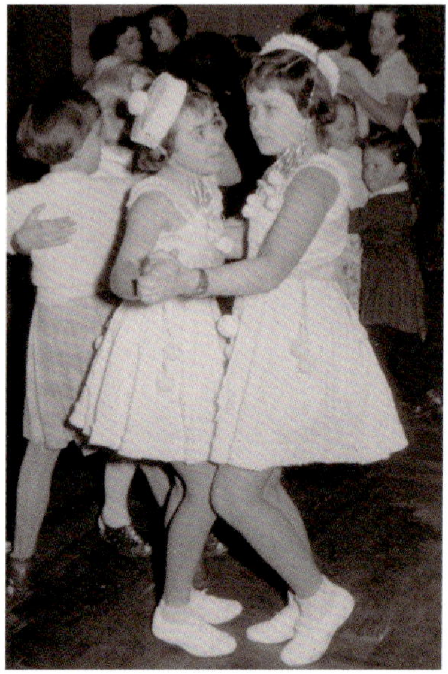

Meine beste Freundin Dörte und ich 1955 als Schneebälle verkleidet © privat

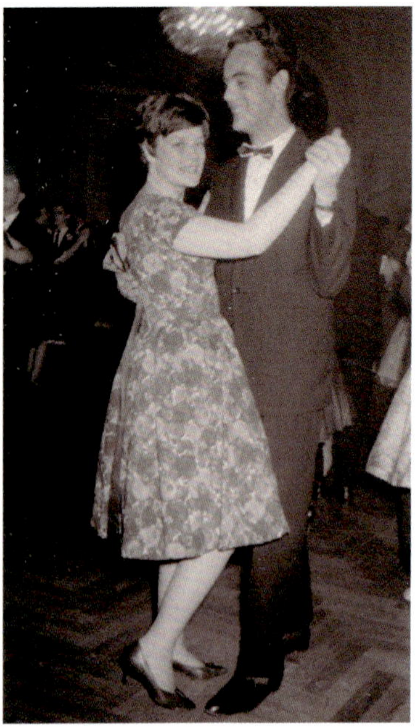

Mit 15 in der Tanzschule. Wie sehr genoss ich Walzer, Foxtrott und die schöne Musik! © privat

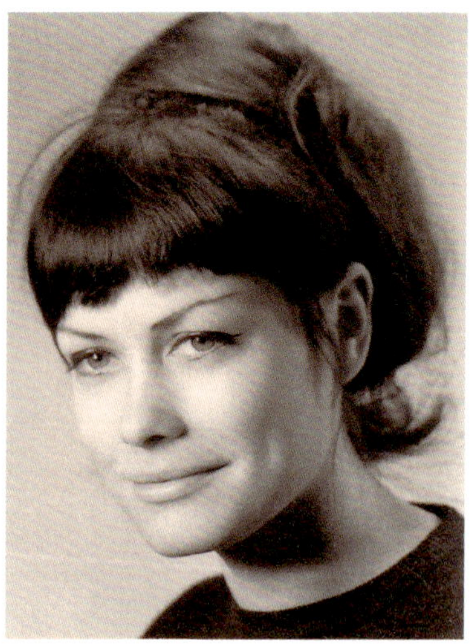

Mit 18, als ich Günter kennenlernte, liebte ich die modernen Hochsteckfrisuren. © privat

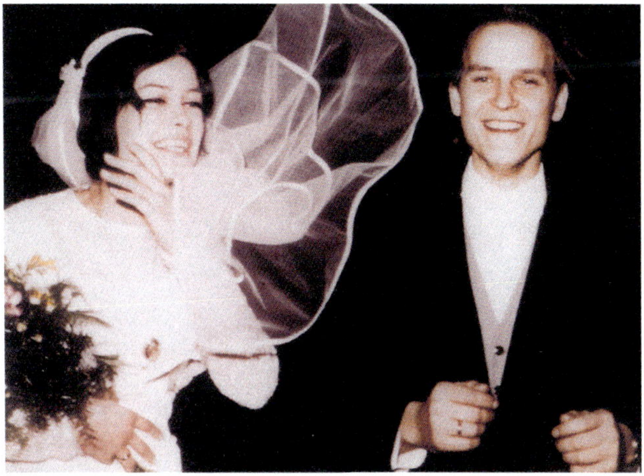

Stürmische Hochzeit mit Günter am 23. Dezember 1965 © *privat*

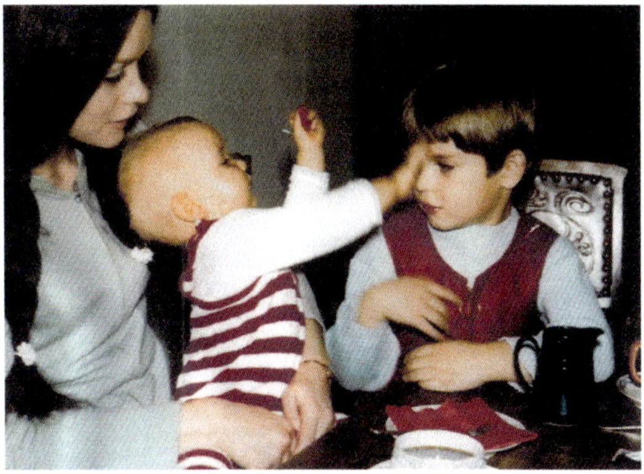

1970 mit Julia (1) und Michael (4). Ich litt sehr darunter, den Kindern keine gute Mutter sein zu können! © *privat*

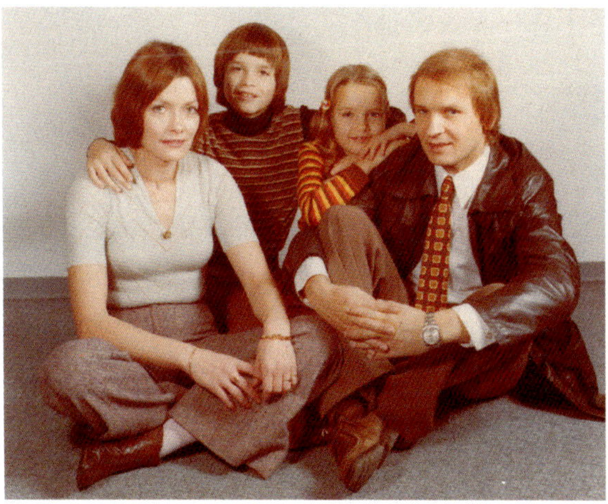

Nachdem ich mit 33 Jahren durch Gottes Ja zu mir frei geworden war von aller Selbstablehnung, konnte ich auch meine Familie endlich als das sehen, was sie war: ein großes Geschenk! © *privat*

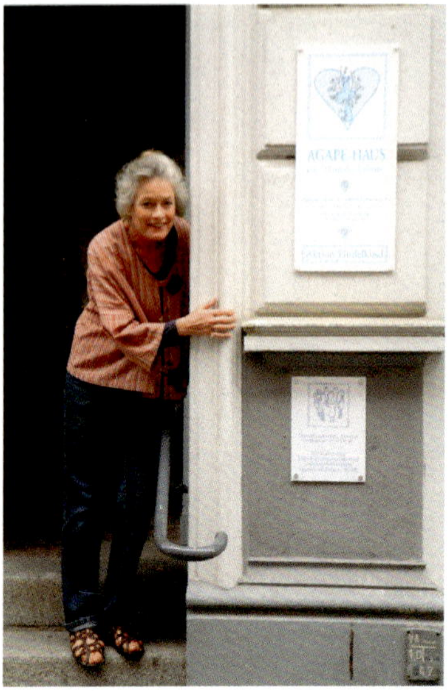

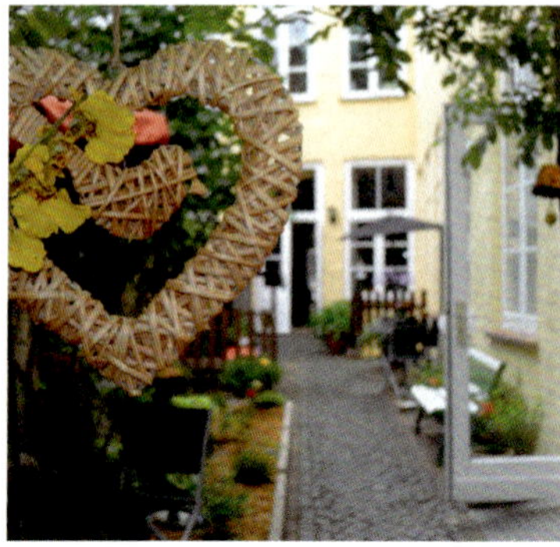

1995 eröffneten wir unser „Haus des Lebens“, das einige Jahre später den neuen Namen „Agape-Haus“ erhielt. Oben: Unser wunderschöner Innenhof, in dem wir schon so manches Fest gefeiert haben. Beide © privat

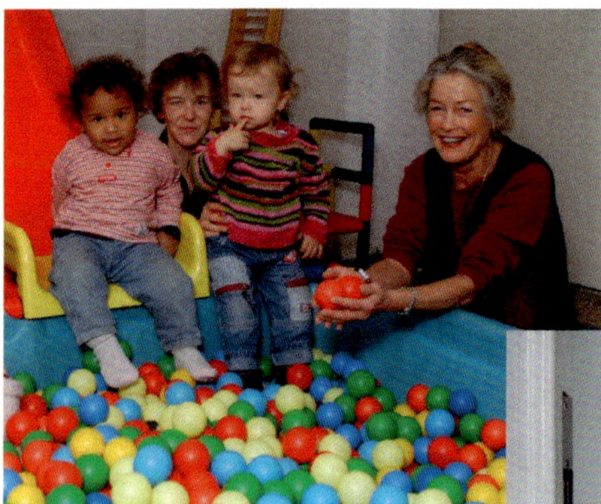

Im Keller unsres Hauses haben wir ein richtiges Spieleparadies eingerichtet, in dem ich auch selbst viel Zeit mit den Kindern verbrachte. © privat

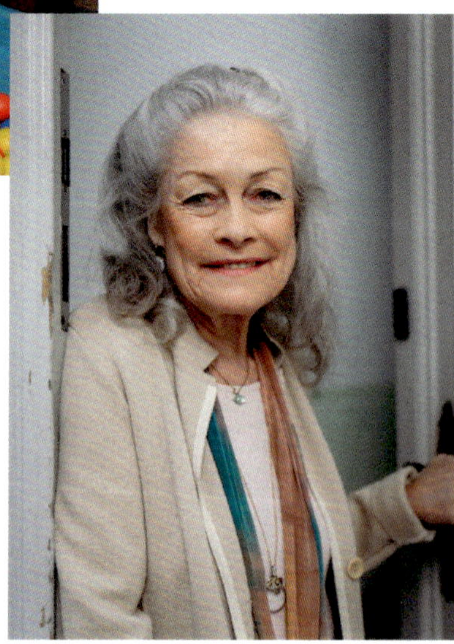

Bei uns ist jeder willkommen, ohne Ansehen der Person. Dieser Leitsatz unseres Hauses gilt bis heute! © Axel Baur

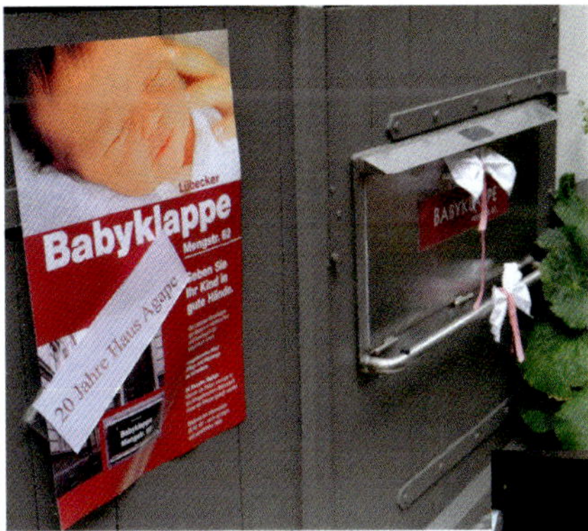

Im Juni 2000 eröffneten wir in unserem Haus die zweite Babyklappe Deutschlands – nicht ohne Gegenwind. © privat

Hinter der Klappe steht ein Wärmebettchen, das immer auf einer Temperatur von 37 Grad gehalten wird …

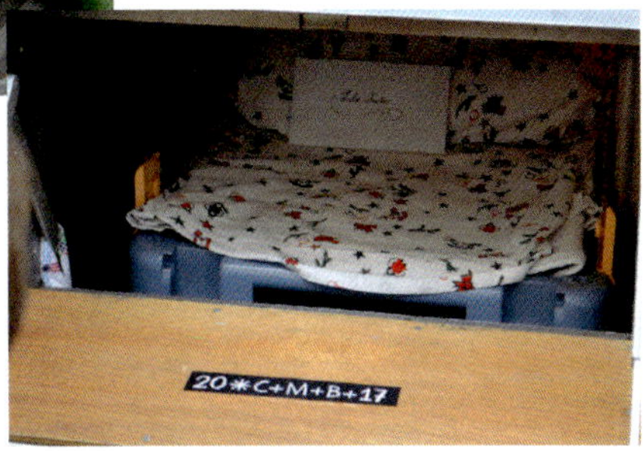

… Dort kann eine Mutter ihr Baby hineinlegen. Für die Mutter liegt in der Klappe ein Brief bereit, in dem sie Zuspruch erfährt und in dem der weitere Ablauf geschildert wird. © privat

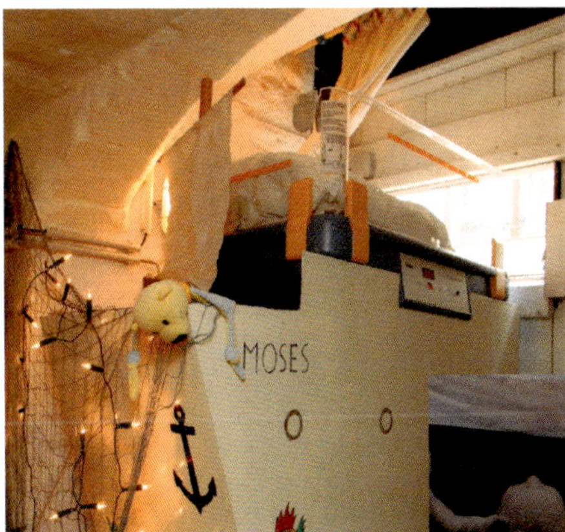

Blick von innen auf das Wärmebettchen © privat

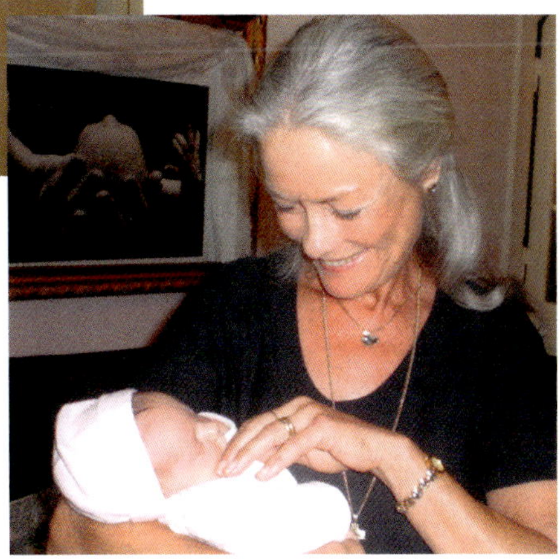

Wie glücklich war ich, als drei Jahre nach Eröffnung der Babyklappe das erste echte Menschlein darin lag. © privat

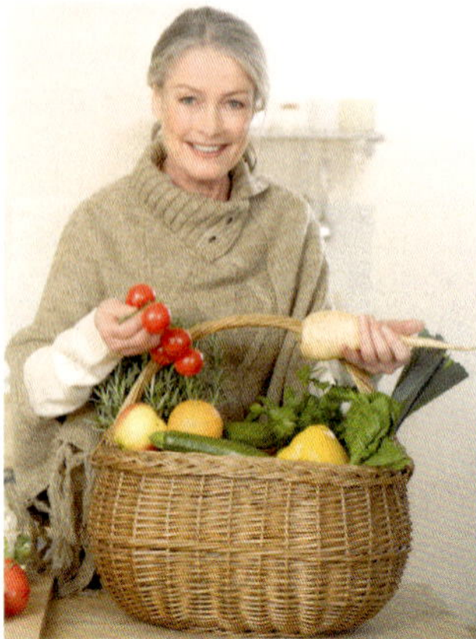

Auch wenn es beim Modeln oft um den schönen Schein geht, liebe ich diesen Job. Die Modelaufträge sind eine wunderbare Abwechslung zu meinem Alltag und tragen zum Erhalt des Agape-Hauses bei. © Christian Gohdes, Berlin

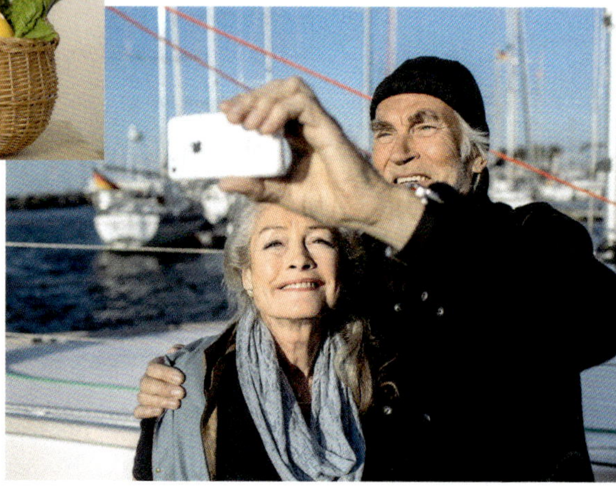

oben: Dass ich mit 60 Jahren als Seniormodel entdeckt würde, hätte ich mir nie träumen lassen! © jump Fotoagentur

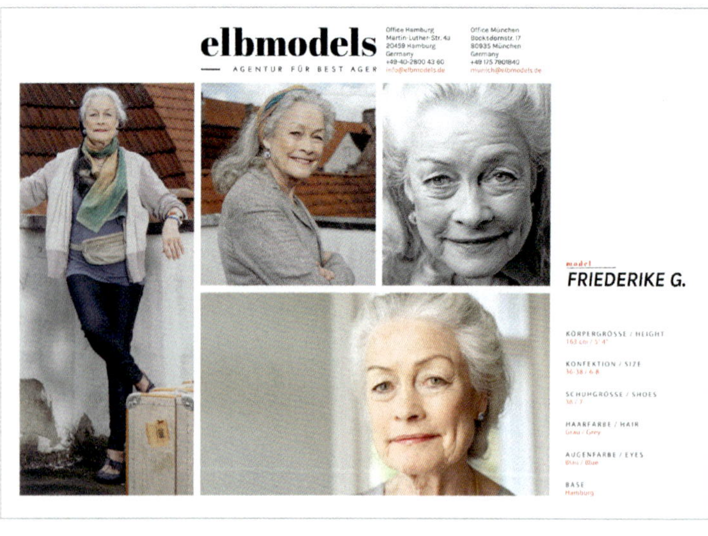

So sieht meine aktuelle Setcard aus, mit deren Hilfe Kunden einen ersten Überblick über mein Aussehen und meine Maße gewinnen können. © elbmodels

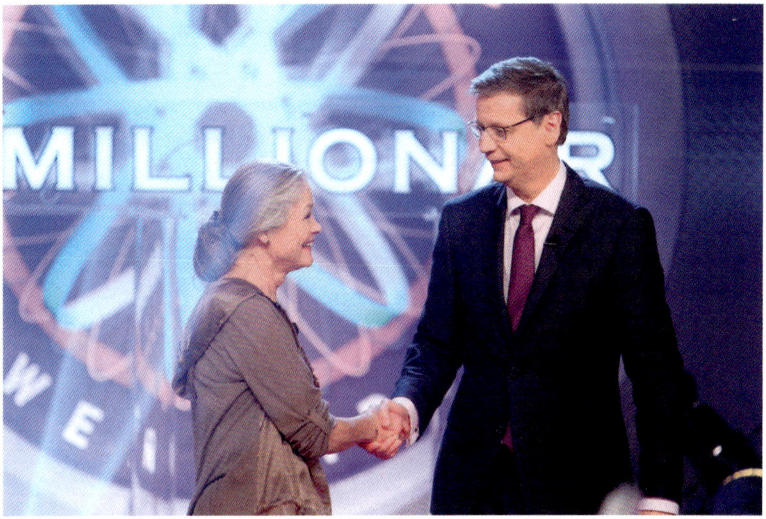

2012 wurde ich eingeladen, in der 1000. Sendung von „Wer wird Millionär?“ Kandidatin zu sein. Ich war im Vorfeld sehr aufgeregt, aber als ich dann Günther Jauch gegenübersaß, war die Aufregung wie weggeblasen. Auch wenn ich nicht wusste, was mich erwartete, war ich gewiss, dass Gott mir zur Seite stehen würde. © Stefan Gregorowius

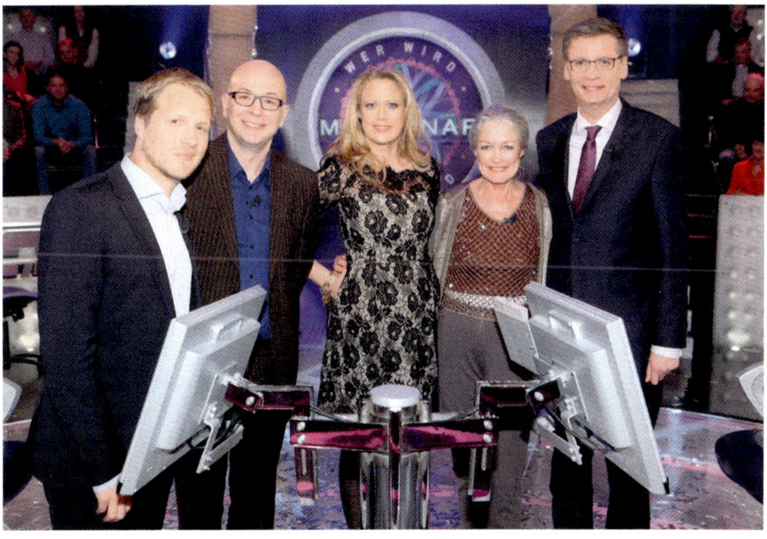

Oliver Pocher, Ralf Schnoor und Barbara Schöneberger waren meine Jubiläums-Prominentenjoker. Am Ende erspielte ich den sagenhaften Gewinn von 64 000 Euro! © Stefan Gregorowius

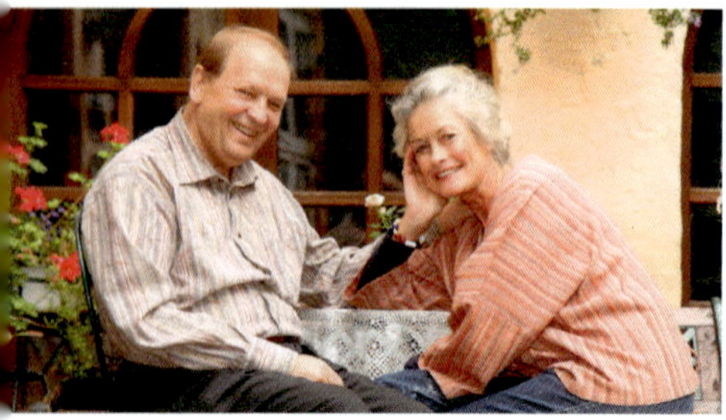

2006 mit meinem Mann Günter auf der Terrasse unseres Hauses, an das er als Ingenieur selbst so viel Hand angelegt hatte. © privat

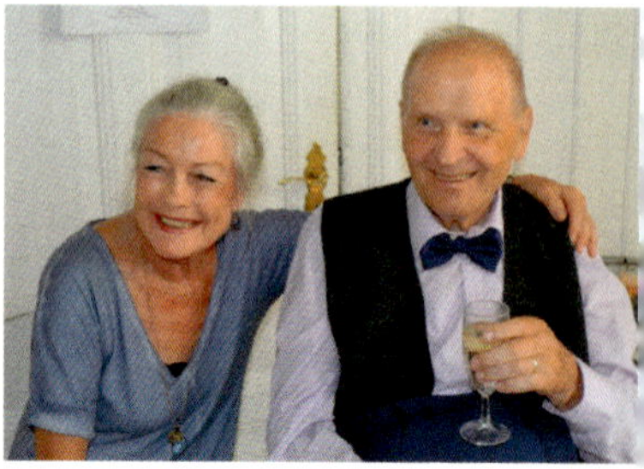

2015 feierten wir das 20-jährige Jubiläum des Agape-Hauses. Zwei Jahre vorher hatte Günter eine Hirnblutung erlitten und war seitdem pflegebedürftig. © privat

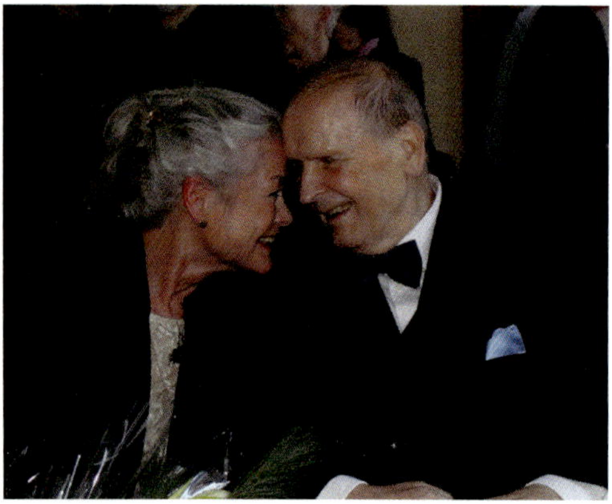

Bei unserer goldenen Hochzeit, ebenfalls 2015. Dass unsere Ehe trotz aller Herausforderungen noch einmal so aufblühen würde, hätte ich fünfzig Jahre zuvor nicht für möglich gehalten. © Sabine Risch, Lübecker Nachrichten

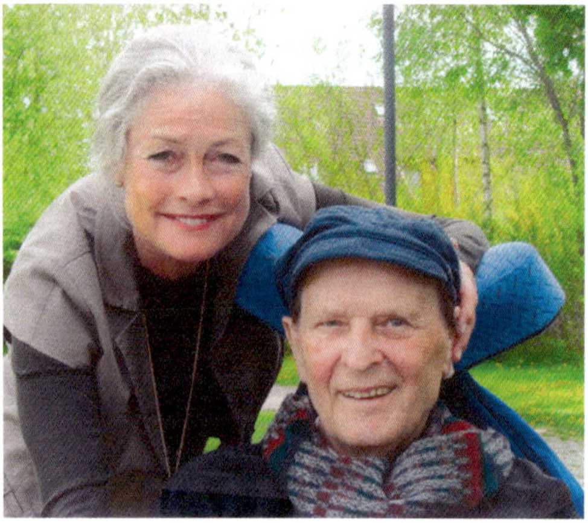

Günter und ich 2019 bei einem Spaziergang in den wunderschönen Wallanlagen Lübecks. © privat

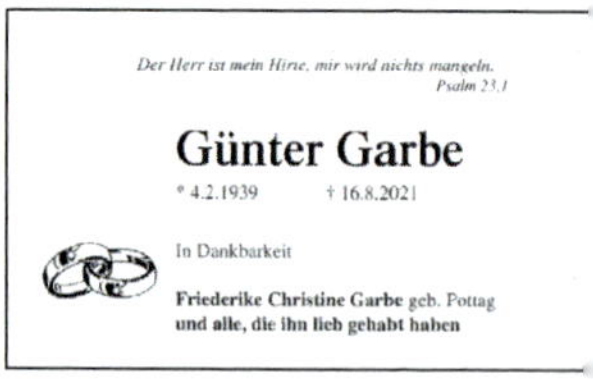

Der Herr ist mein Hirte, mir wird nichts mangeln.
Psalm 23,1

Günter Garbe

* 4.2.1939 † 16.8.2021

In Dankbarkeit

Friederike Christine Garbe geb. Pottag
und alle, die ihn lieb gehabt haben

Auf die Traueranzeige meines geliebten Mannes ließ ich unseren Trauspruch aus Psalm 23 drucken. Ich bin so dankbar, dass es für uns beide einst ein Wiedersehen im Himmel geben wird!

Kreises ins Rollen, bei dem wir im Anschluss an ein Referat, das diesmal nicht wir selbst gehalten hatten, eine Gesprächsgruppe leiteten. Im Vortrag war es um Liebessprachen gegangen. Dass Menschen auf unterschiedliche Art und Weise ihre Liebe ausdrücken. Viele Enttäuschungen und Verletzungen resultieren daraus, dass wir davon ausgehen, dass der andere dieselbe „Sprache" spricht wie wir. Wenn er uns nicht gibt, was wir erwarten, fühlen wir uns schnell ungeliebt. Aber übersehen unter Umständen dabei, dass er uns seine Liebe einfach in einer Weise ausdrückt, die uns nicht so viel bedeutet oder die wir so nicht verstehen. Dann gilt es, die Fremdsprache des jeweils anderen zu erlernen.

Als wir in dem kleinen Stuhlkreis mit den Teilnehmern beisammensaßen und uns über familiäre Prägungen austauschten, fiel bei mir der Groschen: Wie viele unserer missglückten Liebesbeweise und unterschiedlichen Erwartungen doch mit unseren frühkindlichen Erfahrungen zusammenhingen! Das eröffnete uns eine ganz neue Dimension. Günters Vater war nicht in den Krieg eingezogen worden, da er als Schneider für die Wehrmacht genäht hatte. Während er an seiner Nähmaschine ratterte, lag Günter als jüngster unter dem Schneidertisch auf den Stoffballen, und die großen Brüder lasen etwas vor. Wie Schuppen fiel es mir von den Augen, warum Günter sich so viel mit Büchern umgab: Sie vermittelten ihm ein Gefühl von Geborgenheit und Geliebtsein!

Ich hingegen empfand es jahrelang nicht als „richtiges" Weihnachten, wenn ich kein Kleid geschenkt bekam. Dass meine Mutter nächtelang gestrickt hatte, um die hübschen Kleider für meine Schwester und mich herzustellen, hatte mich zutiefst geprägt. Trug ich dann, als ich verheiratet war, zur Bescherung ein hübsches neues Kleidungsstück, das ich zu diesem Anlass von Günter bekommen hatte, fühlte ich mich geliebt und wertgeschätzt. Das war meine Liebessprache. So hatte es sich für mich auch immer von selbst erklärt, dass ich Günter Krawatten oder Schlafanzüge schenkte.

Als ich diesen Zusammenhang begriff, packte ich fortan für Günter zu Weihnachten ein, was sein Herz wirklich berührte: Bücher. Wenn ich von Günter ein Kleid geschenkt bekam – was nicht selten der Fall war –, freute ich mich sehr. Aber ich genoss die Bescherung auch dann, wenn auf dem Gabentisch mal etwas anderes lag. Die ungesunde Gleichung Kleidergeschenk = Geliebtsein war aufgelöst.

Als wir unsere Herkunftsfamilien weiter reflektierten, wurde uns unter anderem auch deutlich, dass ich dem gemeinsamen Essen einen so unglaublich hohen Wert beimaß, weil es meiner Mutter immer so viel bedeutet hatte. Und auch, weil dies nach der Zeit mit meinem Stiefvater die wenigen Momente gewesen waren, in denen ich mich als Teil einer Familie gefühlt hatte. Unser samstagmorgendliches Frühstück, aber auch die gemeinsamen Abendessen von Mutter, meiner Schwester und mir. Sie waren Dreh- und Angelpunkt unseres sonst recht unsteten Familienlebens gewesen.

Ganz anders bei Günter: Die vielen Geschwister trudelten ein, wann sie eben da waren. Bescheid zu geben, wenn man unpünktlich kam, war nicht nötig. Die anderen fingen schon mal an zu essen, und dann setzte man sich einfach später dazu. Irgendetwas würde schon übrig sein. Kein Wunder hatte Günter meine Ausbrüche, wenn er einfach nicht zum Abendessen kam oder nicht einmal Bescheid gab, dass es spät würde, als völlig überzogen und unangebracht empfunden. Was war schon dabei? – aus seiner Sicht.

Als wir das verstanden hatten, konnten wir hier ganz neu aufeinander eingehen oder auch nachsichtiger sein. Keiner meinte es schließlich böse oder war rücksichtslos, wir hatten unterschiedliche Erwartungen und Prägungen. Aus Liebe trafen wir dann Entscheidungen, etwas um des anderen willen zu tun, wenn es für ihn von Bedeutung war.

Bei diesem Reflektieren kam Günter auch einem Glaubenssatz auf die Schliche, der ihn geprägt hatte und auch unsere Beziehung stark einfärbte: „Heirate bloß keine kranke Frau!“, hatte sein Vater ihn eindringlich gewarnt, als Günters Mutter wieder einmal krank war und in die Klinik musste. Der gute Mann war mit den fünf Kindern zu

Hause völlig überfordert. Daher nahm es Günter bei mir einfach nie ernst, wenn es mir gesundheitlich nicht gut ging – und das war oft der Fall. Ich durfte einfach nicht krank sein! Deswegen hatte er damals die Schmerzen der Eileiterschwangerschaft zu einer Verstopfung heruntergespielt – und ich wäre fast gestorben. Als Günter das deutlich wurde und er sich bewusst von diesem Glaubenssatz distanzierte, hatte ich alle Freiheit, so viel krank zu sein, wie ich nur wollte. Doch von da an hatte Günter eine gesunde Frau. Etwas hatte sich gelöst.

Ich machte es mir auch zur Gewohnheit, Menschen, die mich im Alltag vor den Kopf stießen, schnell zu vergeben. Auch denjenigen, die mich in der Vergangenheit verletzt hatten. Ich entschied mich dabei dafür: „Ich vergebe ihnen und halte nicht fest, was war." Bei diesem Satz spürte ich Freiheit in mir aufsteigen und jedes Grummeln oder bittere Gefühl verschwand. Indem ich anderen vergab, reagierte ich darauf, was ich selbst erfahren hatte: Meine Schuld wird mir nicht mehr vorgehalten. „Vergebt einander, wie auch Christus euch vergeben hat", heißt es in der Bibel. Auch wenn es manchmal nur einseitig war und die Person, der ich vergab, bereits verstorben war oder keine Aussöhnung beiderseitig möglich war, so ließ ich doch dabei Bitterkeit los und konnte mich der Person ganz neu zuwenden oder sie innerlich loslassen.

Doch da war eine Sache, die mich weiterhin beschäftigte. Ich spürte ein inneres Drängen, dass da etwas war, was mehr brauchte als meine Vergebung, um es wirklich ins Reine zu bringen: Ich musste noch einmal in die Schweiz.

Versöhnung

Die Frau, die mich damals als Kind so ausgelacht und schlecht behandelt hatte, begleitete und beschäftigte mich weiter. Zwar hatte ich ihr vergeben und auch die Stimmen waren verstummt, die damals bei meinem Schweizaufenthalt begonnen hatten. Doch der tiefe Schmerz pochte noch immer in meinem Herzen, da war noch Bitterkeit in mir, die sich gegen diese große Ungerechtigkeit aufbäumte. Ich spürte, dass ich diese Frau, die mir das Leben damals und mit solchen Langzeitfolgen schwer gemacht hatte, noch einmal treffen musste.

Als unsere Familie in den Sommerferien in Bern in der Wohnung einer Freundin Urlaub machte, folgte ich dem inneren Drang, von hier aus einen Abstecher in die Gegend von St. Gallen zu machen. Ich wollte die Frau aufsuchen. Ob sie überhaupt noch lebte? Schließlich lag meine Schweizverschickung bereits dreißig Jahre zurück.

Alle zusammen kletterten wir in unseren weißen VW Käfer und fuhren los. Schon von Weitem erblickte ich das Anwesen, das von der Sommersonne beschienen auf dem Hügel lag. Ich atmete tief durch. Ja, ich war mir sicher, dass Gott es so lenkte, dass ich hier noch einmal herkommen sollte. Ich wollte Frieden schließen mit dieser Frau, die all die Jahre und bis jetzt nicht aufgehört hatte, auf ungute Weise Teil meines Lebens zu sein. Die Erinnerung an sie steckte wie ein Stachel in mir.

Als wir auf die Einfahrt fuhren, wunderte ich mich, wie klein dieses Haus doch war. In meiner Erinnerung war es ein riesiges, ausladendes Anwesen gewesen. Dann erblickte ich den Schulsteig und den Weg über das Stoppelfeld, den ich damals immer mit nackten Füßen zur Schule gelaufen war, weil ich nur am Sonntag Schuhe hatte tragen dürfen.

Ich atmete tief durch. Mit gemischten Gefühlen kletterte ich aus dem Wagen und stieg die Treppen zur Tür hinauf. Was wollte ich ihr eigentlich sagen? Gespannt drückte ich auf den Klingelknopf. Ich hörte Schritte, und als sich die Tür öffnete, blickte ich in das fragende Gesicht einer völlig fremden Frau. Höflich erkundigte ich mich nach der ehemaligen Hausherrin. „Sie wohnt schon lange nicht mehr hier", gab mir die elegante Dame Auskunft. „Sie ist nach unten ins Dorf gezogen." Freundlich beschrieb sie mir den Weg und ich stieg zurück ins Auto, wo mich meine Familie mit fragenden Blicken empfing.

Vermutlich waren der alten Frau – sie musste ja schon in ihren Achtzigern sein – das Haus zu groß und auch die vielen Treppen zu beschwerlich geworden. Ich erklärte Günter und den Kindern, wo wir hinmussten. Günter startete den Wagen und lenkte ihn die kleine Straße hinunter, bis wir schließlich vor einem kleinen Bungalow hielten. Der Name auf dem Klingelschild bestätigte, dass ich hier richtig war. Während ich mit Herzklopfen läutete, stellten sich mein Mann und meine Kinder hinter mich.

Nach geraumer Zeit öffnete sich langsam die Tür und eine kleine, bucklig gebeugte Frau weit über achtzig lugte heraus. Ihr überraschtes Aufmerken zeigte, dass sie mich wiedererkannte, nach all den Jahren. Ich fasste mir ein Herz und sagte mit fester Stimme: „Ich bin Friederike. Das hier sind mein Mann und meine beiden Kinder." Mit wachen Augen musterte die alte Dame mich und meine Familie und nickte langsam. Dann huschte ein Lächeln über ihr runzliges Gesicht. „Gelt, du hast dich hier wohlgefühlt", sagte sie überzeugt.

Der Boden unter mir begann zu schwanken. Wie bitte? Konnte sie das wirklich glauben? Nach all den Gemeinheiten, Ungerechtigkeiten und Peinigungen, die diese Frau mir angetan hatte? Sie hatte mir das Leben zur Hölle gemacht und der Hass, der daraus erwachsen war, hat mich Jahre meines Lebens begleitet und gequält. Wie konnte sie das nicht wissen?

Dann, mitten in meiner Empörung, geschah etwas Wunderbares. Gott schenkte mir in diesem Augenblick, dass ich die Frau so sehen konnte, wie er sie anblickte: voller Mitleid über die Härte gegenüber sich selbst, ihre Verbitterung und ihren Geiz, der sie so gefangen hielt.

Plötzlich begriff ich, dass sie aufgrund ihrer Lebensgeschichte gar nicht anders hatte handeln können. Sie war ihre eigene Peinigerin ohne Liebe für sich selbst. Als diese Erkenntnis in meinem Herzen ankam, durchflutete mich unerwartet tiefes Mitgefühl. Ich konnte nicht anders und nahm diese arme alte Frau in den Arm.

Als wir wenig später im Auto davonfuhren, war ich wie benommen. An der Stelle, wo ich vorher noch Hass in mir gespürt hatte, machte sich nun ein tiefer Frieden breit. Auf einmal verstand ich den Unterschied zwischen Vergebung und Versöhnung: Bislang hatte ich dieser Frau mit meinem Verstand vergeben. Versöhnung aber ist das, was im Herzen geschieht. Und sie ist ein Geschenk Gottes.

Das Haus in der Mengstraße

In Lübeck stand unserer Familie wieder ein Umzug bevor. Wie mir davor graute! Schon vor einigen Jahren hatten sich Günter und Jörg Behlert, Vater einer befreundeten Familie, mit der verlockenden Vorstellung zusammengetan, ein altes Haus zu kaufen, es gemeinsam zu sanieren und mit unseren zwei Familien zu bewohnen. Das war allemal besser, als jahrelang Miete zu bezahlen, fanden sie.

„Friederike, wir haben ein tolles Objekt aufgetan", berichtete mir Günter eines Tages freudestrahlend. Darüber war ich so ganz und gar nicht erfreut. Ich fühlte mich wohl in unserer Villa am Stadtpark, in dieser vornehmen, ruhigen Gegend. Warum sollten wir wegziehen? Noch dazu zurück in die enge, hektische Innenstadt?

Weit weniger enthusiastisch als Günter kam ich zu einer Besichtigung in die Mengstraße mit – die Straße, in der viele alte Giebelhäuser sowie auch das berühmte Buddenbrook-Haus stehen. Es war ein ungemütlicher Herbsttag, der die letzten Blätter von den Bäumen fegte. Kein Tag, der sanierungsbedürftige Immobilien in ein sanftes, mildes Licht hüllte und Visionen leicht machte.

Als Günter mit durchgedrücktem Rücken und stolzem Lächeln vor einem alten Kaufmannshaus stehen blieb, konnte ich es nicht fassen. „Das hier?", platzte es aus mir heraus. Ich schluckte schwer und schlug innerlich die Hände über dem Kopf zusammen. Unruhig trat ich von einem Fuß auf den anderen, während wir warteten, bis wir vom bisherigen Besitzer ins Haus und in den Innenhof eingelassen wurden.

Doch das Bild, das sich mir hier bot, trug ganz und gar nicht dazu bei, meinen ersten Eindruck zu relativieren. Nein, es schockierte mich nur noch mehr: Das hier war doch nicht einmal Haus zu nennen! Dieses sogenannte Objekt war eine verfallene Ruine! Mit geweiteten Augen schüttelte ich nur stumm den Kopf. In meinem Magen grummelte es nervös, während ich mit den Tränen kämpfte. Es war furchtbar, einfach furchtbar. Das konnten sie doch nicht ernsthaft wollen!

In was für einem Zustand dieses Gemäuer war! Der ehemalige Stall im Hinterhaus eine Ruine, der Dachstuhl von Tauben bewohnt, die uns beim Betreten entgegenflatterten. Im heruntergekommenen Vorderhaus und im Giebeldach lebten spanische Gastarbeiter zur Untermiete, die den zugigen Raum mit Decken abgetrennt hatten, um sich etwas Privatsphäre zu verschaffen. Im oberen Geschoss des Seitenflügels, der sogenannten Beletage, bewohnte eine bettlägerige ehemalige Studienrätin, Frau Sander, einen Raum, in den wir nur einen kurzen Blick werfen konnten. Abgesehen von ihren Zimmern war diese Etage ebenfalls stark renovierungsbedürftig. Die Dame behielt ihr Wohnrecht, selbst wenn das Haus verkauft würde. Solange sie hier lebte, würden wir nicht einziehen können. Ich kam aus dem Kopfschütteln nicht mehr heraus.

Doch Günter schien Feuer und Flamme. Ja, mit viel Liebe betrachtet, mochte es ein altes, denkmalgeschütztes Patrizierhaus sein mit großem Vorderhaus und Giebeldach, einem schmalen, langen Hof, der früher als Kutschzufahrt zu dem jetzt stark verfallenen Stall gedient hatte. Der zweigeschossige Gebäudekomplex im hinteren Teil neben der Durchfahrt – Seitenflügel und Hinterhaus – konnte zwei Wohnungen für Familien hergeben. Von mir aus, für Visionäre mochte es tatsächlich eine Immobilie mit Potenzial sein. Und Günter kam bei seinen Ideen regelrecht ins Schwärmen. Doch mir grauste vor der Vorstellung, hier zu wohnen.

Schließlich führte uns der Besitzer noch in den Keller unter dem Vorderhaus, dessen Zugang über eine marode Treppe führte. Schwere Kühle und ein modriger Geruch schlugen uns entgegen. Wir stiegen in ein unglaublich geräumiges, fast weitläufiges Untergeschoss hinab. Der jetzige Eigentümer war Putzmacher, der aus alten Lumpen und Kleidern Putzwolle herstellte. Hier war sein Reich: haufenweise Stoffe, eine Mangel und der Fußboden fesselhoch mit Knöpfen übersät, die von den Kleidungsstücken fielen, bevor die Walze die Stoffe einzog und zerkleinerte. Mir lief es kalt den Rücken hinunter. All diese Eindrücke! Die Spanier, die Studienrätin mit Wohnrecht, dieses heruntergekommene Gemäuer, die unzähligen abgesprungenen Knöpfe, die unter den Schuhen knackten, die Tauben im Dachstuhl, der marode Stall … beim besten Willen konnte ich mir hier kein gemütliches, schönes Zuhause vorstellen.

Doch Günter und sein Kollege waren nicht zu bremsen. „Schau mal, es ist doch viel sinnvoller, günstig Eigentum zu erwerben und die hohe Miete am Stadtpark auf Dauer einzusparen. Und mit unseren Freunden zusammen können wir es finanziell stemmen und gemeinsam auf Vordermann bringen“, legte Günter mir seine Sicht der Dinge dar. Schließlich waren Jörg und er Ingenieure und es brauchte kaum Handwerker. In mir rumorte es, doch schließlich willigte ich – nach viel Überzeugungsarbeit – schweren Herzens ein. Ja, vermutlich war es sinnvoll, seufzte ich innerlich und tröstete mich damit, dass es immerhin noch Jahre dauern würde, bis wir dort überhaupt einziehen konnten. Wer wusste schon, wie lange die alte Dame noch in ihrer Wohnung lebte, und die Sanierung schien sowieso ein Mammutprojekt. Mit Sicherheit würde ich noch längere Zeit in der geliebten Parkstraße wohnen bleiben können.

Dachte ich.

Nachdem der Kaufvertrag unterschrieben war, kam der Abschied vom Stadtpark dann doch schneller, als mir lieb war. Emsig hatten die Männer neben ihrem Hauptberuf begonnen, das Haus in Schuss zu bringen. Fast jede freie Minute verbrachten sie auf ihrer Baustelle. Unsere Freunde sollten im Untergeschoss des Seitenflügels wohnen, wir dann in der Beletage, sobald diese frei war. Wenn wir einziehen würden, würden sich auch die Spanier eine andere Unterkunft suchen. Mit der Sanierung des Untergeschosses konnte also schon begonnen werden, während im ersten Stock erst einmal nur die Bereiche angegangen wurden, die aktuell nicht bewohnt waren – Frau Sander nutzte lediglich ein Pflegezimmer mit Bad.

Als die hoch betagte Dame recht überraschend wenig später in ein Pflegeheim zog, war das gesamte Stockwerk für uns frei und Günter legte sich mächtig ins Zeug, damit auch unsere neue Bleibe bald fertig wurde. Behlerts, die inzwischen ihren Bereich mit den drei Zimmern fertig hatten, waren bereits eingezogen. Zwar sah ich, dass durch die engagierte Wiederinstandsetzung wirklich einige Räume im Haus bewohnbar wurden, doch je weiter die Arbeiten voranrückten, desto mehr graute mir davor, dort wirklich einzuziehen. Irgendwie gruselte ich mich vor diesem Gemäuer.

Abschied

Wehmütig stand ich am Schlafzimmerfenster unserer Wohnung und blickte auf den Stadtpark. Es war Herbst 1979. Der Wind zerrte an den letzten braunen Blättern, die an den Bäumen um Halt rangen, Kinder stoben durch die Laubhaufen, Hundebesitzer, Spaziergänger und Jogger teilten sich die Fußwege. Wie oft war ich durch die seltenen Gehölze des wunderschön angelegten Parks spaziert, hatte mit den Kindern zusammen die Krokusblüte bewundert, im Sommer Picknick gemacht und das Grün genossen. Die Mengstraße war zwar nicht aus der Welt, aber doch lag der Park nicht vor der Haustür. Ich seufzte tief. Nein, hier wollte ich nicht weg.

„Im Dezember können wir unseren Einzug in der Mengstraße planen", hatte Günter tags zuvor verkündet. Gut drei Jahre nachdem der Kaufvertrag unterzeichnet worden war. Von mir aus hätte es länger dauern können. Von mir aus würden wir frühestens dort einziehen, wenn alles hergerichtet und wohnlich war. Denn immer noch war das Haus die reinste Baustelle! Immerhin waren drei Zimmer in unserem Geschoss „fertig": Wohnzimmer, Schlafzimmer und Kinderzimmer. Die Küche war in einem Wohnraum im Seitenflügel notdürftig eingerichtet, eines der Zimmer war noch komplett unsaniert. Alle Räume gingen ineinander über und führten ins ebenfalls noch unbewohnbare Hinterhaus. Im vorderen Bereich, in Küche, Bad und Toilette, gab es noch keine Heizung, im Bad stand lediglich ein etwas altertümlicher Badeofen, mit dem man das Wasser erhitzen konnte. Dort Weihnachten und den Rest des Winters verbringen, wo manche der Zimmer noch kahl und bitterkalt waren? Da fehlte doch jede wohnliche Behaglichkeit! Beim Gedanken an den Einzug klumpte es in meinem Bauch.

Trotzig behielt ich eine Matratze auf dem Fußboden unserer Wohnung an der Parkstraße und stellte mehrere Blumentöpfe und

Kerzen drum herum. Mein Rückzugsort, meine kleine Festung, die ich so lange wie nur irgend möglich zu halten gewillt war. Als die Kinder, die mit zehn und dreizehn Feuer und Flamme waren für die abenteuerliche Veränderung, voller Neugier in unser „Baustellenzuhause" zogen, übernachtete ich noch einige Male in der Parkstraße. Dann kam schließlich eine Freundin, die beim Umzug half, nahm rigoros die Blumentöpfe vom Boden und sagte: „So, jetzt wird umgezogen." Mit hängenden Schultern folgte ich ihr und nahm traurig Abschied.

Es war der 23. Dezember 1979, als wir in der Mengstraße 62 einzogen. Unser Hochzeitstag. Ich war überrascht, wie wohnlich und gemütlich die hergerichteten Räume doch schon waren. Ja, war man in diesen Zimmern drin und lief nicht über die Bereiche der Baustelle, wo Mörteleimer, Fliesenstapel und Farbtöpfe herumstanden, war es tatsächlich schön. Die hohen Wände, der Stuck … es hatte etwas. Die vielen Kisten mit Günters Büchern waren auf dem Dachboden verstaut. Sie sollten später im vierten Raum ihre neue Bleibe finden, der als Bibliothek geplant war. Aber immerhin standen sie, wie auch andere Dinge, die momentan noch nicht untergebracht werden konnten, nicht im Weg herum, sondern lagerten über uns.

Flugs kauften wir noch eine Tanne, um sie für Weihnachten ins Wohnzimmer zu stellen und zu schmücken. Und ich schnappte mir, um es noch behaglicher zu machen, Hammer und Nägel und hängte erst einmal ein paar Bilder auf. Günter werkelte in der Diele. Als es dunkel wurde, legten wir unser Werkzeug aus der Hand, zogen uns um und gingen mit unseren Kindern und Familie Behlert in der Innenstadt abendessen: Fröhlich und glücklich feierten wir unseren Einzug und stießen an auf unser Projekt gemeinsames Wohnen. In diesem freudigen Moment ahnte ich nicht, was uns noch alles ins Haus stand: Zerwürfnisse, Herausforderungen, Krankheit – aber auch jede Menge Wunder und gute Zeiten von Gemeinschaft.

Schneller, als ich gedacht hätte, legte ich all meine Skepsis und Vorbehalte ab und begann mich hier heimisch zu fühlen. Ja, dieses

Gemäuer hatte etwas und ich lebte gern hier. Auch wenn sich die Arbeiten am Haus über die nächsten Jahre weiter hinzogen.

Eines Abends, nicht lange nach unserem Einzug, legte ich mich an einem regnerischen Abend ins Bett. Da, plötzlich: ein dicker Tropfen auf meiner Stirn. Ich blickte nach oben. Durch die Decke trat Wasser ein! Ich sprang aus dem Bett, lief hinaus in die Diele und holte mir meinen roten Regenschirm. Dann rief ich Günter, der noch im Wohnzimmer saß, durch die Tür zu: „Schatz, im Schlafzimmer tropft es von der Decke!" Ich hörte ihn kurz grummeln, dann stapfte ich zurück ins Schlafzimmer und setzte mich mit dem Regenschirm ins Bett. Na so was! Wenige Minuten später klangen Günters Schritte knarzend über mir im Dachstuhl. Es rumorte und kratzte auf dem Boden, als er Schüsseln und Waschwannen unter die undichten Stellen des Daches platzierte. Als es aufhörte, *tippetipp* auf meinem Regenschirm zu machen, klappte ich ihn zu und legte mich zufrieden ins Bett. Ja, an diesem alten Haus war noch viel zu tun.

Mit Behlerts teilten wir eine angenehme Hausgemeinschaft – die Kinder spielten viel zusammen, wir saßen oft gemeinsam im Hof, Günter und Jörg diskutierten manchmal nächtelang, auch über Fragen des Glaubens, mit Sabine und den Kindern war ich sogar einmal zusammen im Urlaub. Wir genossen es und vor allem schweißte uns das Haus mit all seinen Aufgaben zusammen und das viele Herzblut, die Visionen und nicht zuletzt natürlich die Arbeit, die wir, besonders die Männer, in den Umbau und die Sanierung investierten.

Mit einem Teil des Bauschutts, der dabei entstand, schüttete Günter im hinteren Bereich des Hofs vor dem ehemaligen Pferdestall eine Terrasse auf. Das Hinterhaus mit seinem Stall – vor unserem Einzug die reinste Ruine – gehörte auch zu unserem Bereich. Günter baute den unteren Teil zu einem wunderschönen, gemütlichen Kaminzimmer um, mit der angrenzenden Küche, die durch eine Wendeltreppe mit unserem restlichen Wohnbereich im ersten Stock verbunden war.

Bald begannen wir, die Jugendlichen, die in den verschiedenen Bibelgruppen des Marburger Kreises dabei waren, samstags zu uns ins

Kaminzimmer einzuladen. Nach und nach entwickelte sich daraus eine feste Jugendgruppe, die sich dann später in unserem geräumigen Wohnzimmer in der Beletage versammelte und es sich dort auf Sitzkissen gemütlich machte.

Einmal gingen wir im Winter alle zusammen auf dem Katzenberg Schlitten fahren. Mit viel Gejohle und Spaß sausten wir den Hügel hinunter. Anschließend kochte ich in unserer noch provisorischen Küche einen großen Topf heiße Schokolade. Glücklich nippten wir an den dampfenden Bechern und wärmten unsere durchgefrorenen Glieder auf.

Plötzlich flog die Tür auf und Günter trat im Blaumann zu uns. Er hatte mal wieder den Großteil des Samstags auf unserer Baustelle verbracht. Mit einem freudigen Strahlen begrüßte er die Jugendlichen. Bevor er sich zu uns setzte, ging er durch unseren Wohnbereich und in die inzwischen fertiggestellte Bibliothek – seinen Herzensort –, um mit einem Lieblingsbuch zu uns zurückzukehren. Dann nahm Günter zwischen uns Platz und begann Heinrich Heine vorzulesen. Aufmerksam hingen die Jugendlichen an seinen Lippen und lauschten den Erzählungen.

Die jungen Leute kamen gerne und zahlreich zu uns und wir erlebten viele intensive, schöne Stunden miteinander: beim Essen in Gemeinschaft – neben dem Kakao bereitete ich immer auch eine Suppe zu; ein andermal backte ich einen riesigen Laib Brot, den wir alle zusammen verspeisten – und unterhielten uns über Gott und die Welt.

Doch dann geschah etwas völlig Unerwartetes, das unserem schönen Leben hier im Haus beinah ein Ende bereitet hätte.

Zwangsversteigerung

Die Vögel zwitscherten. Ein lauer Frühlingsmorgen, der mit zaghaften Sonnenstrahlen das Kopfsteinpflaster zum Glänzen brachte. Mit unsicheren Schritten betraten wir den klobigen Kasten, der das Amtsgericht Lübeck beherbergte. Wie wir hier eine Stunde später wohl wieder herauskämen? Würde sich unser Leben geändert haben? Wir folgten den Schildern, auf denen nüchtern „Zur Zwangsversteigerung“ stand, stiegen mit unseren Kindern und zwei Freunden die Treppen hinauf. Die Tür war noch verschlossen.

Hier trafen wir auf Sabine und Jörg Behlert mit drei Männern in dunklen Anzügen, offenbar ihre Anwälte. Mir fuhr es schmerzlich durch den Magen. Stumm nickten wir einander zu und wandten gleich wieder die Blicke ab. Anspannung und Feindseligkeit knisterten fast hörbar in der Luft. Dass es so weit hatte kommen müssen. Dass wir uns hier vor Gericht nun als Gegner trafen.

Sabine hatte inzwischen eine Ausbildung als Heilpraktikerin gemacht und vorn im Haus eine Praxis eingerichtet, Jörg steckte bis über beide Ohren in seiner Arbeit, der Familie und der anhaltenden Sanierung. Irgendwann war ihm alles zu viel geworden und dazu hatte es immer wieder zwischen uns gekriselt.

Schließlich war die Familie vor wenigen Monaten in eine Villa vor den Toren der Innenstadt gezogen und wollte das Haus in der Mengstraße am liebsten verkaufen. Doch wir hingen da ja auch mit drin. Es war schlichtweg nicht möglich, alles auseinanderzurechnen, man konnte die Kuh nicht teilen. Gerne hätten wir das Haus übernommen, aber was wir bezahlen konnten, war Jörg zu wenig, darauf wollte er nicht eingehen.

Diese Auseinandersetzung ging nicht konfliktfrei vonstatten. Für uns stand nicht weniger als unser Zuhause auf dem Spiel. Behlerts hatten viel investiert und wollten ihre Mühen und Finanzen, die das

Haus ja schließlich aufgewertet hatten, angemessen beglichen bekommen. So rief Jörg schließlich zu unserer großen Überraschung die Zwangsversteigerung aus. Er informierte uns telefonisch darüber. Wir fühlten uns verraten und übergangen.

Das Haus sollte nun also unter den Hammer kommen und das Geld zwischen uns beiden Parteien aufgeteilt werden. Es war die Rede von einem reichen Interessenten aus Hamburg. Der würde das Haus zu einem hohen Preis ersteigern. Das stellte in Aussicht, dass wir tatsächlich mit einem ansehnlichen Teil Geld zu rechnen hatten, ließ aber gleichzeitig auch die Chancen schwinden, dass wir Garbes vielleicht das Haus für uns ersteigern könnten. Obgleich wir noch ein Fünkchen Hoffnung darauf hatten. Ich vertraute Gott und dachte immer wieder daran, wie sehr sich in den letzten Jahren die Gewissheit in mir breitgemacht hatte, dass er einen Plan mit uns und diesem Haus hatte. Wie wir hier Gemeinschaft lebten mit den Jugendlichen und wie noch mehr draus entstehen könnte. Wollte Gott, dass wir weiter hier lebten, würde er auch ein Wunder tun.

So war Günter zu unserer Bank gegangen. Der persönliche Berater sparte sich die lange Vorrede und kam gleich zum Punkt: „Herr Garbe, ich habe gehört, Sie möchten Ihr Haus versteigern?" Günter blickte ihn direkt an: „Nein, das möchte ich eigentlich nicht." Kurz umriss er dem Bankangestellten die Lage. „Ich habe ehrlich gesagt die Hoffnung, selbst das Haus zu übernehmen." Der Mann dachte kurz nach und sagte dann: „Wenn Sie zur Versteigerung gehen und selbst bieten wollen, dann brauchen sie zehn Prozent der Bietsumme in bar." Günter blickte ihn erstaunt an. Der Berater machte eine kurze Pause. „Herr Garbe, das geben wir Ihnen gerne. Die Hypothek auf das Haus liegt ja ohnehin bei uns."

Voller Dankbarkeit über diese wichtige Information begann Günter mit dem Bankier durchzurechnen, was der grobe Schätzpreis des Hauses sein würde. Zehn Prozent davon waren 30 000 D-Mark. „Gut, ich bereite alles vor, Herr Garbe. Sie kommen am besten am Tag vor der Versteigerung mit einer Tüte vorbei und holen das Geld ab“, gab der Angestellte Günter mit einem gespielt verschwörerischen Lächeln mit. Gesagt, getan. Am Vortag war Günter mit einer Plastiktüte in der Bank aufgeschlagen und hatte die gebündelten Geldscheine in Empfang genommen. So unauffällig wie möglich war er pfeifend mit seiner gewichtigen Tüte nach Hause geschlendert.

Nun waren die Bündel immerhin in Günters Aktentasche verstaut, die er locker in seiner linken Hand trug. Verstohlen warf ich einen Blick darauf. Kurz darauf wurden wir in den nüchternen, düsteren Raum vorgelassen. Wir setzten uns in eine der dunklen Stuhlreihen, die vielleicht insgesamt dreißig Personen Sitzgelegenheit boten. Der Raum war wenig einladend – passend zur Anspannung und den Dingen, die in solchen Räumen sachlich verhandelt werden mussten. Behlerts und die Anwälte setzten sich schräg vor uns in eine Reihe.

Erstaunt stellte ich fest, dass niemand sonst da war. Dass es keine Interessenten gab, war allerdings nicht verwunderlich. Dazu war das Haus einfach immer noch in einem zu erbärmlichen Zustand, am Vorderhaus war außer der Praxis von Sabine überhaupt nichts gemacht worden, es senkte sich auch zur Flussrichtung ab. Gerade mal der Seitenflügel und das Hinterhaus waren hergerichtet. Doch was mich stutzen ließ, war, dass vom angekündigten Bieter aus Hamburg, unserem Hauptkonkurrenten, jede Spur fehlte.

Da es bereits neun Uhr war, begann der Auktionsleiter formal mit dem Prozedere. Sämtliche Belastungen und Hypotheken, die auf dem Haus lagen, wurden zusammengerechnet und diese Summe vom angesetzten Schätzwert der Immobilie abgezogen. „Die Auktionssumme, mit der wir beginnen, sind 285 000 D-Mark“, ließ der Versteigerungsleiter verlauten. „Ab jetzt läuft die Bietzeit, bitte geben Sie Ihre Gebote ab.“

Einen Moment lang war es still im Raum. Dann stand Günter auf. „290 000 D-Mark.“ Die Behlert-Partei zog mit zusätzlichen 5 000 D-Mark nach. Dann standen die Anwälte auf und einer sagte: „Wir wollen Bargeld sehen, die Sicherheitsleistung von zehn Prozent!“ Frohgemut marschierte mein Günter nach vorn und zählte die 30 000

D-Mark auf den Verhandlungstisch. Mit einem Lächeln auf den Lippen lief er zu unserer Stuhlreihe zurück und setzte sich neben mich.

Die Gegenpartei machte große Augen. Offensichtlich hatten sie nicht damit gerechnet! Ihr Trumpf war – neben dem Interessenten aus Hamburg, den es geben mochte oder nicht, der auf jeden Fall nicht hier war – unsere Unwissenheit gewesen. Sie waren wohl davon ausgegangen, dass sie das Haus dadurch für einen Spottpreis kaufen und wieder teuer verkaufen könnten.

Ich wunderte mich zunehmend über diese ganze Situation. Günter legte noch einmal 5000 D-Mark drauf. Dann flüsterte ich, in einer Art Eingebung, meinem Mann ins Ohr: „Sag mal, können wir nicht auch Bargeld sehen?" Günter wiegelte ab. Doch ich zögerte nicht lange und sagte laut: „Wir können doch auch Bargeld sehen!" „Natürlich!", gab der Auktionsleiter zurück. Da machte sich Unruhe in der Reihe schräg vor uns breit. Behlerts und ihre Anwälte standen hektisch auf und liefen zur Tür hinaus, um eine zu rauchen und sich zu besprechen. Was war denn jetzt los? Die Bieterstunde lief doch noch.

Nach einigen Minuten kamen sie wieder herein. Sie hatten kein Bargeld dabei.

So bekamen wir – zum Ersten, zum Zweiten und zum Dritten – den Zuschlag für das Haus. Genau 300000 D-Mark mussten wir bezahlen. Das war der Versteigerungspreis und sage und schreibe die Summe, die wir Jörg ursprünglich geboten hatten, um das Haus zu übernehmen. Angeblich hätte der Käufer aus Hamburg mindestens 600000 D-Mark gezahlt. Aber er war ja nun nicht erschienen. Um den Kaufpreis zu begleichen, konnten wir ein Darlehen aufnehmen, das uns die Bank zugesichert hatte. Es war unglaublich! Grußlos stapfte die Gegenpartei hinaus, während Günter und ich die weiteren Formalitäten am Gericht regelten.

Zurück in der Mengstraße traten wir durchs Vorderhaus und öffneten die Tür zum Innenhof. Lichtdurchflutet und still lag er da. Unsere beiden Katzen liefen uns entgegen und strichen sanft um unsere Beine. Unvermittelt blieben wir stehen. „Mensch, das Haus gehört jetzt uns!“, kam es mir ungläubig über die Lippen. Und fast flüsternd: „Das gibt es doch nicht.“ Unser Wunder war geschehen.

Daran konnte auch der kurze Schreck nichts ändern, als ein paar Jahre später einer Klage von Jörg in zweiter Instanz beim Oberlandesgericht in Kiel stattgegeben wurde. In der Berechnung war offenbar irgendein Posten nicht berücksichtigt worden und so forderte er eine Nachzahlung in Höhe von 100 000 D-Mark. Zuerst waren wir überwältigt davon, wie um alles in der Welt wir dieses Geld aufbringen sollten. Schon wieder wackelte der Boden unter unseren Füßen und so legten wir unsere Sorgen Gott hin.

Doch schon bald darauf tat sich eine wunderbare Lösung auf: Jemand lieh uns das Geld zinslos und so konnten wir die Nachforderung schnell begleichen. Erst einmal war es uns also möglich zu bleiben. Erst einmal. Denn mit all den Kosten, die dieses Haus mit sich brachte, schwang immer die Unsicherheit mit, ob wir es auf Dauer würden halten können.

Nun hatten wir als einzelne Familie hier unglaublich viel Platz. Unter uns war die Wohnung frei und auch das unsanierte Vorderhaus barg ja noch etliche Wohnräume. „Gott, was möchtest du, dass wir mit diesem Haus machen? Für wen oder was soll es sein?“ Diese Frage bewegte mich zunehmend und ich bestürmte Gott täglich damit. Immer mehr war ich davon überzeugt, dass es kein Zufall war, dass und wie wir dieses Haus bekommen hatten.

Doch mitten in diese Überlegungen hinein sollte mich bald ein nächster Schreck bis ins Mark treffen.

Am seidenen Faden

Ich blieb ganz ruhig. Wie immer, wenn eine Katastrophe über mir zusammenzubrechen drohte. Trotzdem war ich froh, dass ich gesessen hatte, als der Anruf von Günter gekommen war. Er hatte am Telefon geweint. Das kannte ich nicht von ihm. Ich atmete tief durch. *Soll ich mit meinen gerade mal 42 Jahren Witwe werden?,* schoss es mir durch den Kopf. Schnell schob ich den Gedanken weg und konzentrierte mich auf das, was jetzt zu tun war.

Nach Kiel müssten sie ihn verlegen, um ihn zu operieren, hatte Günter gesagt, der schon seit zehn Tagen im Lübecker Krankenhaus lag, unter strenger Beobachtung der Ärzte. Stand es so schlimm um ihn? Ich hatte ihn jeden Tag besucht und mein Mann war der Meinung, man könne sein Herzleiden medikamentös lindern.

Dass es Günter in den letzten Monaten immer schlechter gegangen war, war mir nicht entgangen. Bilder traten vor mein inneres Auge, wie mein Mann über Wochen immer schwächer und langsamer geworden war. Wie ich mich erschrocken hatte, als ich ihn wie in Zeitlupe die Terrassentreppe fegen sah. Wie er auf dem Weg zum Dom nach dreißig Metern völlig erschöpft stehen bleiben und eine Pause machen musste.

Schließlich war er zu unserem Hausarzt gegangen, der erst ein Ruhe-EKG mit ihm gemacht und ihn danach aufs Fahrrad gesetzt hatte, um ein Belastungs-EKG durchzuführen. Doch beim Blick auf die Ergebnisse des Ruhe-EKGs befahl er Günter, noch bevor der anfangen konnte, in die Pedale zu treten: „Sofort wieder runter! Ihre Herzaktion ist alarmierend!" Kaum hatte mich die Praxis benachrichtigt, holte ich Günter ab, um ihn, mit einem eilig gepackten Köfferchen auf der Rückbank, ins Lübecker Uniklinikum zu bringen. Dort wurden weiteren Untersuchungen vorgenommen, vor allem aber sollte er engmaschig kontrolliert werden.

Bei meinen Besuchen war er immer guter Dinge gewesen. Doch jetzt die Hiobsbotschaft: Sein Herz stand kurz vor einem Infarkt, die Herzkranzarterien waren verstopft. Jeden Moment konnte es zu einem lebensbedrohlichen Verschluss der Blutgefäße kommen, die den Herzmuskel versorgen. Er brauchte eine größere Operation, dazu mussten sie ihn ins Klinikum Kiel bringen. „Bitte, Gott. Erhalte mir meinen Mann!", stieß ich hervor. Wie sollte ich ohne ihn zurechtkommen? Beruf hatte ich keinen, dieses große Haus konnte ich allein weder sanieren noch halten. Meine Beine wurden ganz weich und ich musste kurz die Oberteile, die ich gerade einpackte, zur Seite legen und mich einen Augenblick setzen.

Doch dann konzentrierte ich mich wieder darauf, was jetzt wichtig war. Ich würde für ein paar Tage nach Kiel fahren. Rasch sagte ich meiner Tochter Bescheid, die noch bei uns wohnte. Immerhin war sie schon sechzehn Jahre alt und groß genug, um allein zu Hause zu bleiben. Dann sagte ich sämtliche Termine ab. Nachdem alles erledigt war, nahm ich meine Reisetasche und machte mich auf den Weg zum Bahnhof.

Günters Vater ist auch an einem Herzinfarkt gestorben, schoss es mir durch den Kopf. Das Risiko lag in der Familie. Dazu rauchte Günter nach wie vor, dann die viele Arbeit, parallel die Sanierung – nun allein – und nicht zuletzt der ganze Stress der Auseinandersetzung mit Jörg und die Versteigerung, die gerade mal wenige Monate zurücklag. Wieder ärgerte ich mich, dass auch ich die Anzeichen so lange ignoriert hatte. Am Bahnhof kaufte ich am Schalter ein Ticket und setzte mich mit angespannten Schultern und den Himmel bestürmend in mein Abteil.

In Kiel kam ich bei einer guten Bekannten unter, die fußläufig zum Klinikum wohnte. Täglich ging ich zu Günter. Meinem Mann war die Angst ins Gesicht geschrieben. Fahl lag er in seinen dicken Kissen, die Stirn in tiefe Furchen gerunzelt, und blickte mich mit unruhigen Augen an. Er wusste nun, dass es um Leben und Tod ging, noch dazu war seine Operation bereits zwei Mal verschoben worden, weil akutere Notfälle dazwischengekommen waren.

„Die Zeit arbeitet gegen mich“, sagte er mit schwacher Stimme. Ich saß neben ihm, hielt seine Hand und betete für ihn. Günter gegenüber versuchte ich, meine innere Unruhe nicht zu zeigen. Doch ich war in großer Sorge. Stets stand mir vor Augen, dass ich meinen Mann vielleicht verlieren würde. Auf meine Nachfragen bei den Ärzten hatte mir keiner mit Bestimmtheit sagen können, ob Günter den Eingriff überleben würde oder nicht.

In diesen Tagen in Kiel kaufte ich mir zwei Paar Schuhe. Das half ein wenig gegen die Nervosität. Als ich eines Morgens wieder beim Klinikum aufschlug, wurde mir am Empfang mitgeteilt, dass Günter eben auf die untere Station gefahren worden sei, um jetzt operiert zu werden. Mich durchfuhr ein Schreck und ich wurde ganz zittrig. Gleichzeitig dachte ich: *Endlich!,* machte kehrt, lief einige Hundert Meter und setzte mich auf eine Parkbank, wo ich unablässig betete, während Günters Leben am seidenen Faden hing.

Stunden waren vergangen. Jetzt schossen mir Tränen in die Augen und alle Kraft wich aus meinem Körper. Günter hatte die OP überstanden! Voller Anspannung war ich zurück ins Krankenhaus gelaufen und hatte ängstlich und ungeduldig eine Schwester abgepasst. „Ihm wurden fünf Bypässe eingesetzt, sein Herz wird nun wieder ausreichend mit Blut versorgt und der Herzmuskel ist nicht beschädigt worden.“ Diese Information nahm ich nur halb wahr, so froh war ich darüber, dass mein Mann lebte. Am liebsten wäre ich jubelnd in die Luft gesprungen. „Er liegt auf der Intensivstation, ist aber noch nicht besuchsfähig“, drang die Stimme der Schwester zu mir durch. Ich bedankte mich bei ihr und seufzte tief.

„Mein Günter ist mir erhalten geblieben!“, stieß ich aus, als ich wieder in den Kieler Spätsommer hinaustrat. „Danke, Gott!“ Uns würden also noch – so Gott wollte – einige gemeinsame Jahre bevorstehen.

Als ich meinen Mann am nächsten Morgen auf der Intensivstation besuchte, erschreckten mich im ersten Moment die vielen Schläuche und sein schmerzverzerrtes Gesicht. Die Intubation quälte ihn offenbar. Als er mich erkannte, entspannten sich seine Gesichtszüge und wir lächelten uns an. Behutsam setzte ich mich zu ihm ans Bett und wir hielten unsere Hände, ganz fest.

Mein Günter überraschte mich. Als hätte man eine Batterie ausgewechselt, war er bald wieder flink auf den Beinen und lief im Krankenhaus die Flure rauf und runter. Noch vor seiner Entlassung spazierte er mit unserer gemeinsamen Freundin an der Förde entlang. Ich kam aus dem Staunen nicht mehr heraus. „Ich fühle mich wie neugeboren", sagte Günter. „Als hätte man einem welken Blumenstrauß Wasser gegeben, der sich daraufhin wieder aufrichtet." Was für ein treffendes Bild. Ja, so sah er aus: voller Saft und Kraft. Mein Herz machte einen Sprung.

Diese kurze und heftige Episode im Herbst 1986 schärfte unseren Blick dafür, was uns wirklich wichtig war. Unser gemeinsames Leben und Günters Gesundheit sollten nun stärker im Fokus stehen. Die Mehrfachbelastung der letzten Jahre durch Beruf, Baustelle, Familie und den großen Konflikt war einfach zu viel gewesen. Jetzt zogen wir die Handbremse. Von seiner Arbeit war Günter ohnehin noch krankgeschrieben, zusätzlich legten wir im Haus einen Baustopp ein. Schon so vieles war wohnlich und saniert, das sollte vorerst reichen. Und dann gab es immer wieder Bekannte oder junge Männer aus der Jugendgruppe, die tatkräftig anpackten und uns notwendige Arbeiten abnahmen.

Wir aber stellten unser Leben um: Günter hörte auf zu rauchen und ich kaufte uns Fahrräder. Dann verordnete ich uns, jeden Morgen runter zum Holstentor zu radeln, die Räder dort anzuschließen und eine Runde joggen zu gehen. Auch wenn ich selbst vorher nie laufen gewesen war, kostete es mich viel weniger Überwindung als Günter. Um ihn zu motivieren, hatte ich immer ein Bonbon dabei, das er auf der Hälfte der Strecke durch die Wallanlagen am Mühlentor bekam, bevor wir wieder zurück zu den Rädern liefen.

Auf dem Rückweg hielten wir beim Bäcker und holten uns frische Brötchen, die wir dann zu Hause bei einem gemütlichen Frühstück genossen. Im darauffolgenden Sommer machten wir einen Fahrradurlaub und meldeten uns zum ersten Mal auf einer Fastenfreizeit des Marburger Kreises an. Eine Auszeit, die wegweisend sein würde.

Ein Traum

Mit Fasten hatte ich bislang keine Erfahrung. Nun würden wir es eine Woche lang versuchen. Die Fastentagung fand in einem Kloster in Obersasbach statt, am Rande des Schwarzwalds. Dabei lernte ich, dass es beim geistlichen Fasten darum ging, sich so wenig wie möglich von alltäglichen Dingen ablenken zu lassen, Offenheit und Sensibilität für Gott und sein Reden zu erhalten. Verzicht auf Essen und der Hunger, den man spürt, sollen einen dabei an den Hunger nach Gott erinnern. Dass wir ihn und seine Gegenwart brauchen wie unser täglich Brot.

Ich war überrascht, wie sensibel ich für Gottes Nähe wurde, wie intensiv ich ihn in meinen Gebetszeiten und beim Bibellesen hörte. Da man durch das Fasten auch weniger schläft, fiel es mir leicht, die drei Stunden der nächtlichen Gebetskette mitzubeten. Auch dort hörte ich deutlich, wie Gott zu mir redete.

Eines Nachts hatte ich einen merkwürdigen Traum, den ich nicht einordnen konnte: Da war ein Haus und von dort drangen Schreie zu mir. Schmerzensschreie, Schreie, die flehten. Offenbar wurde jemand geschlagen. Doch die Sprache war mir fremd. Dann fuhren Günter und ich mit einer Kutsche vorbei an Trümmern und Haufen von Gestein. Irgendwo lag da ein umgekippter Mörteleimer.

Als wir am nächsten Morgen in der Gruppe den Bibeltext aus Jesaja 58 lasen, traf es mich unvermittelt. Besonders an den Versen sechs und sieben blieb ich hängen: „Ist nicht das ein Fasten, an dem ich Gefallen habe: … Brich dem Hungrigen dein Brot, und die im Elend ohne Obdach sind, führe ins Haus!"

Ich las die Stelle wieder und wieder. Dann plötzlich fiel es mir wie Schuppen von den Augen: *Genau – das habe ich doch geträumt!* Auch Vers 12 ging ich noch einmal durch: „Euer Volk wird wieder aufbauen, was seit Langem in Trümmern liegt, und wird die alten

Mauern wieder errichten. Man nennt euch dann ‚das Volk, das die Lücken der Stadtmauer schließt' und ‚Volk, das die Ruinen bewohnbar macht'."

In den nächsten Tagen ließen mich mein Traum und Jesaja 58 nicht mehr los. Mir war klar, dass dieser Text etwas mit uns zu tun hatte. Günter hatte in der DDR, bevor er als junger Mann in den Westen geflohen war und studiert hatte, das Maurerhandwerk erlernt. Machten wir nicht gerade eine Ruine wieder bewohnbar? Langsam reifte über die nächsten Tage eine immer größere Gewissheit in mir: *Unser Haus hat eine Bestimmung für die Heimatlosen, für die Geschlagenen, die Wehrlosen, die Bedürftigen.* Ich sprach mit Günter darüber, dass ich mir vorstellen konnte, dass unser Haus Menschen in Not diente. Er nickte langsam und sagte schließlich: „Ja, das kann ich mir auch vorstellen."

In den nächsten Monaten und Jahren, die wir weiter sanierten, hielten wir unsere Sensoren auf Empfang, um mitzukriegen, wie und wann Gott uns führen würde. Und das tat er.

Haus des Lebens

In meinem Kopf klickte es, als hätten sich gerade zwei Synapsen getroffen und verbunden. Was erzählte Martin da? Ich spürte, wie mein Herz zu klopfen begann und meine Augen immer größer wurden. Schnell warf ich Günter einen Blick zu, um herauszufinden, ob es ihm genauso ging. Auch er war ganz Ohr.

Martin, ein junger Student aus unserem Hauskreis, berichtete davon, dass er gerade einen Verein mitgegründet hatte. Verschiedene Studentinnen und Studenten der Technischen Hochschule und der Universität Lübeck hatten sich zusammengetan mit dem Anliegen, sich für junge Mütter mit einer ungeplanten Schwangerschaft starkzumachen und sie dabei zu unterstützen, ihre Kinder zu bekommen und nicht abzutreiben. Zum einen zielte der Verein mit Vorträgen auf Aufklärungsarbeit ab, zum anderen kümmerten sich die Mitglieder um einzelne Mütter in Not. Viele der Schwangeren, so berichtete Martin, seien junge Frauen, die in schwierigen Lebensumständen, ohne festen Partner und stärkende Familie waren. Die dann einen Ort brauchten, wo sie aufgefangen, unterstützt und mitgetragen wurden.

Je länger ich ihm zuhörte, desto deutlicher wurde mir, dass Gott hier gerade zwei Dinge zusammenfügte. Wir hatten 650 Quadratmeter Platz, die wir teilen wollten, und die Kapazitäten, junge Familien aufzunehmen. Seit der Fastentagung vor einigen Jahren hatten wir Gott ganz unbefangen gefragt, für wen wir dieses Haus konkret öffnen sollten. Und hier war nun ein Verein, der sich um Mütter in Not kümmerte, die Räumlichkeiten brauchten.

Kurz darauf machte uns Martin mit den anderen Vereinsmitgliedern von *LEBEN BEWAHREN LÜBECK e.V.* bekannt. Großes Glück stieg in mir auf, als mir bewusst wurde, wie wunderbar alles zusammenpasste. An den aufmerksamen Gesichtern der Studentinnen und Studenten, die voller Elan mit uns Ideen spannen, konnte ich ablesen, dass es ihnen genauso ging.

Sofort traten Günter und ich dem Verein bei und nun galt es, den praktischen Teil in Angriff zu nehmen. Für uns bedeutete das, das noch völlig unsanierte Vorderhaus so umzubauen, dass dort einzelne Wohneinheiten entstanden, in denen junge Mütter oder auch kleine Familien leben konnten. Auch der Seitenflügel, in dem Behlerts gelebt hatten, sollte zu zwei kleinen Apartments umgestaltet werden. Günter hatte eine Zulassung als Architekt und konzipierte alles: insgesamt zehn kleine Wohnungen mit jeweils Dusche, WC und Wohnbereich, dazu eine Gemeinschaftsküche, Waschkeller und Spielkeller.

Da unser Haus unter Denkmalschutz stand, würde das Bauamt ein ganz besonderes Augenmerk auf jegliche Umbauten richten; das wussten wir. Günter war gut beraten, sich mit den renommiertesten Architekten Lübecks zusammenzutun. Günstigerweise hatten diese ihr Büro direkt über dem von Günter und so gingen sie über seine Pläne, korrigierten hier und da etwas, segneten sie ab und schickten den Antrag an das Bauamt. Wie glücklich waren wir, als die Pläne genehmigt wurden und wir den Umbau und die Sanierung des Vorderhauses angehen konnten. Wir waren hoch motiviert, hatten wir doch das Ziel vor Augen, hier in den nächsten Jahren die Türen für Frauen in Not zu öffnen.

Fast alles schulterten wir selbst, ohne professionelle Handwerker. Studenten halfen mit, Leute aus dem Hauskreis, ein Soldat, der immer abends nach seinem Dienst mit anpackte … Nur bei den sanitären Anlagen und dem Dach beauftragten wir Firmen, wofür wir private Darlehen aufnahmen.

Anfang 1995, nach drei Jahren Sanierung, wurde es dann konkret. Durch den Verein initiiert, erschien ein großer Artikel in der Zeitung über das geplante „Mütterhaus" in der Mengstraße. „Jetzt fehlen nur noch ein paar Möbel …", hieß es. Bevor wir uns versahen, hatten wir den Keller voller Sperrmüll. So groß war die Bereitschaft zu unterstützen. Alle wollten etwas Gutes tun, aber leider war das meiste davon nicht brauchbar. Die Möbel, die wir für die Ausstattung der Wohnungen und Gemeinschaftsräume benötigten, fanden wir dann vor allem über gezielte Suchen in Kleinanzeigen. Wenig später war alles eingerichtet.

Im Sommer 1995 sollte der Startschuss fallen. Das Haus würde nun in seine Bestimmung kommen als ein offenes Haus für Bedürftige, für Gemeinschaft. Ein warmes Gefühl machte sich in meinem Bauch breit, als ich an meinen Traum von vor acht Jahren dachte, an die Verse aus dem Buch Jesaja, durch die Gott zu mir gesprochen hatte.

Alles war für die Eröffnung vorbereitet. Jetzt war es tatsächlich so weit. Unser Leben würde von nun an nicht mehr dasselbe sein.

Einschlafen ohne Angst vor morgen

Mir stand der Schweiß auf der Stirn. Es war ein unglaublich heißer Augustsonntag, schon am Vormittag war die Hitze brütend. Ab 15 Uhr sollte die offizielle Eröffnung unseres „Haus des Lebens“ gefeiert werden. Mit einigen Helfern aus dem Verein wuselte ich zwischen Küche und Hof hin und her, wir stellten Stühle auf, brachten Geschirr nach draußen, ließen die Kaffeemaschine im Dauerbetrieb laufen, bis wir sage und schreibe sechsunddreißig silberne Thermoskannen – die wir uns von der Domgemeinde geliehen hatten – gefüllt hatten.

„Was meinst du, Günter, wie viele Leute werden kommen?“, fragte ich meinen Gatten, der sich seinen dick eingepflasterten Daumen hielt. Ausgerechnet am Tag zuvor hatte er sich an einer zerbrochenen Tasse tief in den Finger geschnitten. Günter zuckte mit den Schultern. Er wusste, ich hatte sämtliche Lübecker Frauenärzte angeschrieben, alle Kirchengemeinden und die Presse informiert. „Vielleicht dreißig oder vierzig? Eingerechnet unsere Freunde und die Vereinsmitglieder“, überschlug er. „Gut, dann sollte der Kaffee reichen. Ach, und sonst kochen wir einfach noch welchen nach. Wir haben ja genügend Helfer“, gab ich zurück und eilte schon weiter, um noch mehr Tassen zu holen.

In der Küche hielt ich kurz inne und wischte mir gedankenverloren den Schweiß von der Stirn. Das Adrenalin half gegen die Hitze und meine Müdigkeit. Ich hatte eine kurze Nacht hinter mir, war im Morgengrauen erwacht, als mir siedend heiß einfiel, dass ich noch keine Eröffnungsrede vorbereitet hatte. Plötzlich hellwach saß ich auf meiner Bettkante und blickte zum Fenster. Durch den Vorhang sah ich das diffuse Licht scheinen, das die Nacht vom Morgen schied. Völlig unvermittelt hatte ich ein Gedicht im Kopf. Da es häufiger vorkam, dass ich genau in diesem Zwielicht am frühen Morgen Eindrücke von Gott erhielt oder er mir während meiner täglichen Andachtszeit etwas wichtig machte, lag auf meinem Nachttisch immer etwas zu schreiben bereit. Schnell notierte ich die Verse:

Einschlafen ohne Angst vor morgen.
Aufwachen in Geborgenheit,
vertrauend dem, der Leid und Sorgen
verwandelt in Gelassenheit.
Er ist's, der alles trägt und hält.
Sein Arm umfängt mich und die Welt.

Wieder und wieder ließ ich meine Augen über diese Zeilen fliegen. „Ja", dachte ich, „genau so. Das ist es, was die Atmosphäre in diesem Haus ausmachen soll." Voller Dankbarkeit gegenüber Gott stand ich auf und gab mich der Vorfreude dieses so besonderen Tages hin.

Jetzt sah ich das Blatt Papier auf dem Fensterbrett in der Küche liegen. Ich gönnte mir eine kurze Pause und warf noch einmal einen Blick darauf. Das Gedicht passte wirklich wunderbar zu unserem Haus und unserem Wunsch, einen Ort der Geborgenheit entstehen zu lassen. Es wurde später zum Leitspruch für unser Haus und sollte später auch noch vertont werden. Zufrieden legte ich das Papier zurück an seinen Platz.

Dann sah ich mich in der Küche um. Emsig mit in die Vorbereitungen involviert waren die drei Mütter, die bereits bei uns eingezogen waren: unsere Tochter Julia samt Mann, die nach einigen Jahren Berufserfahrung in den USA nach Deutschland zurückgekehrt waren und sich entschieden hatten, mit uns hier zu leben und die Gemeinschaft im Haus mitzuprägen und mitzutragen. Mit ihnen war ihre gut sechs Monate alte Tochter.

Dann war da Bettina, die mit ihrem Baby Alexander in einer der neuen kleinen Wohnungen lebte. Die junge Frau hatte ihre Schwangerschaft überhaupt nicht bemerkt. Ein Arzt, den sie wegen ihrer Schmerzen aufgesucht hatte, meinte, sie habe wohl Blähungen oder eine Magen-Darm-Verstimmung. Auch er war nicht darauf gekommen, dass es Wehen sein könnten. Als Bettina kurz darauf zur Toilette ging, war da plötzlich ein Baby in der Kloschüssel. Völlig schockiert nahm sie das Bündel in den Arm. Tausend Gedanken rasten durch ihren Kopf, bis sie begriff, was hier gerade geschehen war: Sie war Mutter. Dieser Babyjunge war ihr Kind! Da sie blutjung und mitten in der Ausbildung war, war ihr sofort klar, dass sie mit ihrem Baby ein unterstützendes Zuhause brauchte. Über den Zeitungsartikel hatte sie von uns gehört, sich sofort bei uns gemeldet und war kurz darauf zu uns gezogen.

Dann hatten wir Regina bei uns aufgenommen, die dem Drogenmilieu entstammte und uns nach ihrer Reha über das Sozialamt vermittelt wurde. Sie saß gerade auf der Küchenbank und stillte Svenja. Von den strahlenden Gesichtern der Mütter waren Zuversicht und Dankbarkeit abzulesen. Sie wohnten bereits einige Wochen bei uns und hatten sich gerne in die Gemeinschaft mit hineinnehmen lassen, teilten aber nun auch die angespannte Vorfreude auf die offizielle Eröffnung.

Eine Leichtigkeit breitete sich in mir aus – ich war voller hoffnungsfroher Erwartung, dass es mit den kleinen Familien gut klappen würde. Bei Regina zeichnete sich sogar ab, dass der Vater des Kindes möglicherweise mit einziehen würde. Dafür waren wir natürlich offen – wenn die Väter sich kümmerten, war das immer gut für die Frauen und Kinder.

Die nahe gelegenen Domglocken schlugen 15 Uhr. Gespannt warteten wir. Durch die Diele des Vorderhauses traten vereinzelt erste Leute in den Garten, die wir freudig begrüßten: unser Pastor sowie Bekannte aus unserer Domgemeinde, weitere Vereinsmitglieder und Freunde unserer Arbeit. Ein wenig geknickt stellte ich fest, dass weder Vertreter anderer Kirchengemeinden noch Gynäkologen noch die Presse unserer Einladung gefolgt waren. Doch ich entschied, mich nicht weiter daran zu stören.

Wir erlebten ein wunderbar sommerliches, familiäres Kaffeetrinken in unserem Garten und im kühlen Schatten der Diele. Meine Eröffnungsrede bestand aus dem Gedicht, das ich vortrug, und dem Wunsch, dass unser Haus, unsere Gemeinschaft, ein Ort der Geborgenheit für Menschen in unterschiedlichsten Lebenslagen sein möge. Unser Pastor hielt ebenso eine kurze Rede und sprach einen Segen für das Haus. Dann spielte unsere Tochter, die in ihren Jugendjahren eine begabte Violinistin gewesen war, passend zum Thema Kinderlieder auf der Geige.

Als am Abend die letzten Gäste gegangen waren, sanken wir erschöpft und erfüllt auf die Stühle. „Jetzt sind wir offiziell ein Haus für Menschen in Not“, sagte ich glücklich zu Günter, der mich ebenso freudestrahlend ansah. Dann fiel mein Blick auf die zig Kannen übrig gebliebenen Kaffees, der inzwischen kalt geworden war. Was sollten wir nur damit anstellen? Kurzerhand schnappten wir uns die Kannen und gossen damit lachend die Pflanzen, die nach der brütenden Hitze nach Bewässerung lechzten.

Als alle in ihren Wohnungen waren, saß ich in der Dämmerung im Hof und blickte in den Himmel, wo ich schon den Abendstern erkennen konnte. Dankbarkeit erfüllte mich, als ich mit Gott den Tag abschloss, und ich spürte einen tiefen Frieden in mir. Wie ein Puzzle hatte Gott alles zusammengefügt. Hier war ich genau richtig. Mit allem, was mich geprägt, was ich erlebt und erlitten hatte. In welchen Dimensionen sich das bewahrheiten sollte, würde ich erst im Lauf der nächsten Jahrzehnte begreifen können.

Agape – weil du bist

Unser Familienverband wuchs. Knapp zwei Jahre nach unserer Eröffnung waren alle Wohnungen im Vorderhaus und im Seitenflügel saniert und bewohnt. Über Mund-zu-Mund-Propaganda, über Vermittlung durch den Verein oder das Sozialamt fanden die Menschen zu uns. Manche von ihnen kamen für die Miete selbst auf, wenn sie arbeiteten oder in der Ausbildung waren. In anderen Fällen übernahm das Sozialamt die Kosten. Später mietete der Verein LEBEN BEWAHREN LÜBECK e. V. einige Wohnungen und Gemeinschaftsräume und die Frauen oder Familien, die einzogen, waren Untermieter des Vereins. So zogen bei uns die unterschiedlichsten Menschen ein und bereicherten unser Zusammenleben. Ich war genau da, wo ich sein wollte.

Täglich trafen wir uns in unserer Gemeinschaftsküche am „Familientisch" zu Frühstück und Mittagessen. Wie wir dort alle zusammensaßen – Günter und ich als Heimeltern, die jungen Mütter, Babys, Praktikanten, Zivis und andere Helfer –, erschien vor meinem inneren Auge immer wieder der lange, grobe Holztisch der holsteinischen Bauernfamilie. Das Bild, das mich all die Jahre begleitet hatte. Wie ich dort zwischen den Eltern, Kindern, Knechten und Mägden einen Platz gefunden hatte und ganz selbstverständlich Teil der Tischgemeinschaft gewesen war. Genau solch einen großen Tisch hatte ich später immer haben wollen. Einen Tisch, der für viele Menschen ein Ort der Geborgenheit und Zugehörigkeit war.

Dankbar und ungläubig, dass mein Traum wahr geworden war, schüttelte ich den Kopf. Nun saßen wir tatsächlich hier: Menschen mit den verschiedensten Hintergründen, Bedürfnissen und Schicksalen und teilten gemeinsam Leben.

Nach dem Frühstück machten wir immer zusammen den Abwasch und planten den Tag: Wäsche waschen und Wäsche legen am Vormittag, Einkaufsliste erstellen für die nächsten Tage, besprechen, was anstand. Später bereiteten wir gemeinsam das Mittagessen vor. Um halb eins trat Günter zur Tür herein, der seine Mittagspause vom Büro immer bei uns verbrachte. „Na? Was gibt es denn heute Leckeres? Es duftet bis in die Diele“, sagte er schmunzelnd, während eine Mutter vom Dampf des Nudelwassers eingehüllt dastand, das sie gerade in die Spüle kippte. Fröhlich setzten wir uns alle um den Tisch und genossen einmal mehr unser Beisammensein.

Tagsüber schaute ich oft nach einigen der Kleinkinder, um die Mütter zu entlasten. Manchmal trafen wir uns am Nachmittag im Hof zum Kaffeetrinken. Am Abend waren die Essens- und Zubettgehzeiten so unterschiedlich, dass sich einfach jeder in der Küche bediente. Unsere Wohnungstür war immer offen, wenn jemand ein Anliegen hatte oder einfach mal kurz den Kopf hereinstrecken wollte. Es brauchte keine Termine, um mal etwas zu bereden oder Krisenrat zu halten. Das geschah alles auf ganz natürliche Weise im täglichen Miteinander. Wir teilten schlichtweg unser Leben, unsere Sorgen, unsere Freuden.

Wenn Formalitäten zu regeln waren oder Angelegenheiten mit den Ämtern, halfen Günter und ich gerne, teilweise unterstützten sich die Mitbewohner auch gegenseitig. Was die meisten hier suchten, brauchten und fanden, waren Gemeinschaft und Zugehörigkeit und Entlastung in der herausfordernden Kleinkindphase.

Bald hatten sich auch Günters und meine Rolle hier im Haus herauskristallisiert. Mein Mann, der weiterhin als Ingenieur in seinem Büro arbeitete, war als Hausvater für praktische Fragen ansprechbar. Unser altes Kaufmannshaus offenbarte im Lauf der Jahrzehnte so manche Schwachstelle, die Reparatur und Aufmerksamkeit brauchte. So erneuerte Günter die Kellertreppe, zementierte den Heizungskeller, legte ein neues Fundament, da sich das Vorderhaus Richtung Trave absenkte, dann musste das Dach frisch gedeckt werden, der Dachboden wurde ausgebaut … Da wurde dem Ingenieur wahrlich nie langweilig.

Ich hingegen war diejenige, die für die Frauen und Kinder da war, mit ihnen den Tag gestaltete, sang, im Bällebad spielte, Babymassagen anleitete, den jungen Müttern bei der Säuglingspflege half, Besuche beim Kinderarzt begleitete und andere praktische Unterstützung bot. Vor allem aber war ich fast immer vor Ort und verständnisvolles Gegenüber.

Günter und ich erlebten nun, wie unsere Unterschiedlichkeit, an der wir in unseren ersten Ehejahren fast zerbrochen wären, eine wunderbare gegenseitige Ergänzung bedeutete. Er Kopf und Herz, ich Herz und Kopf – zusammen ein perfektes Ganzes. Beide lebten wir in unserer Aufgabe mit dem Haus auf und genossen den tiefen Sinn, den es stiftete.

Es war noch in den Anfangsjahren des Hauses, da stieß Mona zu uns, eine Schwangere, die bei einer Ultraschalluntersuchung erfahren hatte, dass das Baby in ihrem Bauch einen offenen Rücken hatte. Es könnte behindert zur Welt kommen, hatten ihr die Ärzte gesagt. Nach dem ersten Schock hatte sich Mona bewusst dafür entschieden, ihr Kind auszutragen.

So zog die junge Frau, deren Partner sie verlassen hatte, bei uns ein. Regelmäßig begleitete ich sie zu den weiteren Untersuchungen, bei denen es immer wieder hieß, dass die möglichen Schäden nicht abzusehen seien, dass das Kind teilweise gelähmt zur Welt kommen könnte. Immer wieder staunte ich über Monas großes Gottvertrauen. Tief war die Überzeugung in ihr verankert, dass jedes Leben wertvoll, liebenswert und von Gott geschaffen war.

Wie reich beschenkt wurde unsere Gemeinschaft, als dann wenig später die kleine Rebekka zur Welt kam. Ja, ihre Unterschenkel waren gelähmt und sie hatte deformierte Beine, doch ungeachtet dessen genoss sie die volle Liebe, Annahme und Zuwendung ihrer Mutter. Dieses Mädchen war ein so fröhliches Baby, dass es uns alle in seinen Bann zog und beglückte.

Dankbarkeit über das Wunder des Lebens stieg einmal mehr in mir auf, als ich sie mit Schienen an den Beinen durch die Diele krabbeln sah. Und auch tiefe Freude über diese hingebungsvolle Mutter, die ihrem Kind so viel schenkte. Täglich sah ich sie Rebekka auf den Schultern tragen. Nach zwei Jahren zogen die beiden nach Heidelberg, wo es eine Spezialklinik gab, in der man sich noch besser um den kleinen Sonnenschein kümmern konnte.

Bald lebten bei uns im Haus nicht mehr nur kleine Familien oder Mütter, die Unterstützung suchten. Da gab es diejenigen, die als Helfer einzogen – eine Heilpädagogin, Praktikantinnen oder auch die Zivis. Aber auch Studentinnen und Studenten und Menschen in Übergangsphasen im Leben bezogen Wohnungen bei uns.

Eines Tages klingelte Tobias an der Tür. Ich erwartete ihn bereits, doch mit dem Anblick, der sich mir bot, hatte ich nicht gerechnet: Vor mir stand ein Mann Anfang dreißig mit rasiertem Schädel, Springerstiefeln, Tarnanzug und überall tätowiert. Sein Gesicht wirkte hart und abweisend, doch ich sah in seinen Augen, wie weich und verletzlich er in Wirklichkeit war.

„Herzlich willkommen“, empfing ich ihn mit freudiger Stimme. Fast unmerklich zuckte der junge Mann zusammen, in seinem Gesicht spiegelten sich Erschütterung und Verblüffung gleichzeitig. „Ich bin Friederike“, fuhr ich freundlich fort und streckte ihm meine Hand entgegen, die er zögerlich schüttelte. „Tobias“, lautete die kurze, raue Antwort, bei der sich seine Gesichtszüge jedoch aufhellten und die hochgezogenen Schultern etwas entspannten. „Schön, dass du da bist. Komm doch herein, ich zeige dir alles“, lud ich ihn ein und Tobias folgte mir durch die Diele.

Der junge Mann war nicht ganz freiwillig zu uns gekommen. Er war vor Gericht angeklagt und verurteilt worden, weil er „drei Mal hart zugeschlagen“ hatte. Die Alternativen zum Gefängnis waren eine hohe Geldstrafe oder 1 600 Sozialstunden. Er entschied sich für Letzteres und wir stimmten zu, dass er diese bei uns ableisten könne.

Tobias war gelernter Koch, das kam uns entgegen. Von nun an bereitete er uns immer ein wunderbares Mittagessen. Zwar lebte er weiterhin in seiner Wohnung in Moisling, einem Stadtteil von Lübeck, aber er schlug jeden Morgen pünktlich bei uns auf, um auch beim Frühstück am „Familientisch“ dabei zu sein. Wie ein hungriges Kind sog er die Gemeinschaft und das selbstverständliche Willkommensein auf, das ihn bei meiner Begrüßung offenbar so aufgewühlt hatte.

Allmählich erfuhr ich mehr von seinem Leben, von seiner vernachlässigten Kindheit im Heim, wie er in den 1980er-Jahren aus der DDR geflohen war und sich im Westen einer Truppe Neonazis angeschlossen hatte, die ihm das Gefühl gegeben hatten, jemand zu sein und dazuzugehören. Seine Gewaltbereitschaft und seine Aggressionen waren ein hilfloser Schrei nach Liebe gewesen, der keinen Widerhall gefunden hatte.

Doch wie es mir seine Augen bei unserer ersten Begegnung verraten hatten, schlug in seiner Brust ein gutes Herz, das bei uns zunehmend zutage trat. In unseren Gesprächen erfuhr ich, wie es in ihm zu arbeiten begann, die Lieder und Gebete am Morgen, unser offenes Haus. Er wollte mehr wissen über unseren Glauben. Schließlich kam er auch in unseren Hauskreis und die Liebe Gottes, die dieser junge Mann bald darauf bewusst in sein Herz ließ, war an seinem immer offeneren, strahlenden Gesicht abzulesen. Und sie wurde spürbar an der Art, wie er sich neben dem Kochen immer mehr für die Menschen hier im Haus interessierte und ihnen ein Ohr und Wärme schenkte.

Als Tobias uns zwei Jahre später nach seiner abgeleisteten Strafe verließ, waren wir alle nicht nur um einiges rundlicher geworden; auch Tobias ging als ein anderer Mensch von uns. Aus dem harten, distanzierten Radikalen war ein zugewandter, freundlicher Mann geworden, der sich um das Wohl anderer sorgte.

Jahre später sollte ich ihn wiedertreffen – da hatte er ein Haus für vernachlässigte Kinder bei Dresden gegründet. Sogar ein Film war über seine Lebensgeschichte gedreht worden, in dem er dezidiert auf meinen unvoreingenommenen Willkommensgruß zu sprechen gekommen war. Es war diese liebevolle Annahme, die ihn so erschüttert und gleichzeitig entwaffnet hatte. Bei uns hatte sich Tobias zum ersten Mal in seinem Leben wirklich gesehen, geliebt und wertgeschätzt gefühlt.

Wenn ich wie bei Tobias sah, dass Menschen sich in unserer Gemeinschaft wohlfühlten, öffneten und innerlich angerührt wurden, ging mir das Herz auf. Von Anfang an aber machten wir Veränderung nie zur Voraussetzung. Es sollten diejenigen kommen, die es brauchten, so, wie sie waren. Ausnahmslos nahmen wir alle an. Der Bibelvers aus Epheser 2,10 wurde mir zum Leitgedanken: „Wir sind Gottes Geschöpfe und Gott hat für uns gute *Werke* vorbereitet, die wir *tun* können.“ Günter und ich vertrauten darauf, dass Gott es war, der die Menschen zu uns brachte und das vorbereitet hatte, was wir nun für sie sein durften: eine Familie, Gemeinschaft, Hilfe, Sicherheit, ein Gegenüber, Eltern, Großeltern, Ermutigung, Korrektur.

Immer wieder kamen gerade solche Menschen, bei denen andere schnell abwinkten und uns rieten: „Ach, lasst doch!“ Aber wir wiesen niemanden ab. So lebten bei uns überlastete Alleinerziehende, Frauen mit einer schwierigen Partnerbeziehung oder einer traumatischen Vergangenheit, Frauen mit psychischen Problemen, Suizidgefährdung, Schwangerschaftskonflikten, häufig auch Menschen, die mit Alkohol- und Drogenmissbrauch zu tun hatten und nach ihrem Entzug ein geschütztes Umfeld für einen Neustart brauchten.

Nicht selten erlebten wir ermutigende Wendungen im Agape-Haus. Wir durften junge Mütter unterstützen, die ihre Ausbildung erfolgreich abschließen konnten, nach einer Reha neu starteten und wieder Boden unter den Füßen bekamen oder auch dankbar die Hilfe annahmen, die wir boten. Sogar eine Doppelhochzeit feierten wir im Haus, bei denen Günter zwei Bräute zum Traualtar führte und sich Familien stabilisierten. Wenn ich sah, wie die Kinder aufblühten, sich in der Aufmerksamkeit sonnten, sich wohl- und sicher fühlten, machte mein Herz einen Sprung. Hier war mein Platz, das hier hatte Gott vorbereitet. Noch tiefer bewegt war ich, wenn der eine oder die andere – so wie auch Tobias – dazu eine Offenheit für Gott entwickelte und Schritte im Glauben wagte.

Für diejenigen, die zu uns kommen wollten, stellten wir nie eine Bedingung. Wir wollten die Frauen und Männer so annehmen, wie sie waren. Jetzt und hier. Für uns galt: Du bist Mensch. So wie du bist, bist du geliebt. Das griechische Wort *Agape* drückt aus, was in der Bibel immer wieder als bedingungslose Liebe am Nächsten verwendet wir: Dass du bist, dass es dich gibt, ist alles, was dich liebenswert macht. Nichts weiter.

Als wir eines Tages unser *Haus des Lebens* umbenennen mussten, um nicht mit anderen Einrichtungen verwechselt zu werden, kam mir – einmal mehr im diffusen Licht des Morgengrauens – dieses Wort in den Sinn: *Agape.* Schlagartig war mir klar, wie perfekt es zu uns passte, zu unserem Leitgedanken, und so gaben wir unserem Zufluchtsort im Jahr 1999 den neuen Namen *Agape-Haus* – ein Haus, das immer und für jeden eine offene Tür hat.

Auch da ahnten wir noch nicht, mit welchen tragischen Geschichten, Dramen und Erschütterungen wir in den kommenden Jahren noch konfrontiert sein würden. Manche Schicksale und Wendungen trafen uns zutiefst. Trotzdem erlebten wir immer wieder, wie Gott uns hielt und durch Vergebung und seelsorgerliche Begleitung Hoffnung und Kraft schenkte weiterzumachen.

Immer wieder hoffen

Natürlich kam es auch vor, dass Geschichten äußerst beklagenswert endeten oder sogar furchtbar. Ich würde fast sagen, dass es nichts gab, was wir nicht erlebt haben. Wir hatten junge Frauen bei uns, die sich selbst verletzten, die sich Schmerzen zufügen mussten, um überhaupt etwas empfinden zu können. Die meisten nahm ich mit Bedauern als Menschen wahr, die sich zutiefst selbst ablehnten. Schon beim Einzug hatte ich ihre alten Narben auf den Armen bemerkt. Wenn ich dann eine notdürftig verbundene Wunde bei den Frauen ausmachte, schickte ich sie zum Arzt, der ihnen anriet, zur Therapie in eine Klinik zu gehen. Eine Frau musste ich sogar mit dem Rettungswagen abholen lassen, weil sie zu dem Zeitpunkt, als ich sie auffand, bereits viel Blut verloren hatte. Der Gedanke an diesen Anblick lässt mich noch heute erschauern.

Dann war da eine schwangere Frau, die bei uns einziehen wollte. Wir hatten alles vorbereitet und ihr Zimmer hergerichtet, als wir die furchtbare Botschaft erhielten: Sie hat sich vor den Zug geworfen. Mutter und Baby waren tot. Mir gefror das Blut in den Adern, als ich diese Schreckensnachricht hörte.

Einige Wochen lebte eine Frau bei uns, die aus Eritrea geflüchtet war. Sie war dermaßen traumatisiert durch die Gewalt, die sie und ihre kleine Tochter dort erlebt hatten, dass sie in eine Welt abdriftete, aus der sie kaum mehr in die Realität zurückzuholen war. Völlig hilflos stand ich daneben und drang nicht zu ihr durch.

Ein weiteres Mal fand eine Frau bei uns Unterschlupf, die von ihrem heftig kontrollierenden Mann bedroht wurde, der in Polygamie leben wollte. Allein davon zu hören, machte mich fassungslos. Als der Mann Wind bekommen hatte, dass sich seine Frau bei uns aufhielt, lief er eines Morgens, offenbar bewaffnet, durch unseren Hausflur. Wir saßen gerade beim Frühstück, als wir donnernde

Schritte hörten. Schnell liefen wir ins Treppenhaus, wo wir auf den aufgebrachten Ehemann trafen. Zornig fragte er, wo seine Frau sei. Ruhig antwortete ich, dass sie kurz zuvor zu ihren Eltern gefahren sei. Ärgerlich machte der Mann kehrt und polterte die Stufen hinunter. Erst einige Zeit später begriff ich, in welcher Gefahr wir gewesen waren, und mir lief ein kalter Schauer den Rücken hinunter.

Ein anderes Mal war eine Mutter bei uns, die derart bindungsgestört war, dass sie ihr Neugeborenes nicht berühren konnte. Durch unser enges Zusammenleben war mir ihr merkwürdiges Verhalten aufgefallen und ich war sofort alarmiert. Als ich dann von der Hebamme, die ich eingeschaltet hatte, erfuhr, dass der Säugling bereits hochgradig geschädigt war, zählte für mich nur noch das Kindeswohl: Ich schaltete das Jugendamt ein. Der Termin dort eskalierte derart, dass das Baby sofort in Obhut genommen wurde.

Was uns im Lauf der Jahre besonders heftig zusetzte, waren die Drogen. Häufig wurden Mütter mit einer Suchtvergangenheit wieder rückfällig, und was wir hier alles erleben mussten, machte uns emotional sehr zu schaffen. Die für uns persönlich heftigste Geschichte erlebten wir mit Meike, einer jungen Frau Ende zwanzig.

Meike

Meike kam Ende der 1990er-Jahre zu uns, nachdem sie aus der Drogen-Reha entlassen worden war. Sie hatte zwei Töchter: Jennifer war vier, so alt wie unsere älteste Enkelin, ihre Schwester Liara zwei Jahre jünger. Der Kleinen merkte man an, dass sie durch den Drogenkonsum der Mutter während derer Schwangerschaft mental beeinträchtigt war.

Doch hier im gemeinschaftlichen Leben des Agape-Hauses blühten sie regelrecht auf. Stärker als manche der anderen Kinder nahmen sie Günter und mich als Großeltern an und es gab eine enge Verbundenheit zwischen unseren Familien. Die Mädchen planschten mit unseren Enkeln – inzwischen waren es drei, die hier mitwohnten – in der Badewanne und sprangen mit ihnen draußen im Hof herum.

Mir hatte es besonders Liara angetan und ich kümmerte mich gern um sie. Den Keller hatten wir in der Zwischenzeit zum Spielekeller umgebaut. Nach dem Frühstück ging ich mit Liara und den anderen Kindern im Haus häufig hinunter, sang mit ihnen, hopste auf dem Trampolin oder sah ihnen beim vergnügten Spielen im Bällebad zu.

Liaras Mutter Meike war sehr interessiert an unserem Glauben. Wir sangen oder beteten vor dem Essen, aber Andachten gehalten oder gepredigt haben wir nie. Wir waren der Ansicht, dass unser Leben selbst überzeugen musste. Dann würden die Menschen schon anfangen, Fragen zu stellen.

Meike fragte. Und war so interessiert, dass sie eines Tages auf ein Seminar des Marburger Kreises mitkam. Ich war völlig von den Socken, als sie dort tatsächlich einen Anfang mit Gott wagte – so wie ich es bereits einige Jahrzehnte zuvor auch getan hatte. Freudig schenkte ich ihr eine Bibel und Meike schloss sich auch unserem Hauskreis in Lübeck an.

Doch schon nach kurzer Zeit kam alles anders. Ich spürte, wie sie abdriftete und sich zurückzog, unsere Treffen versäumte. Sie hatte einen Mann kennengelernt. Als er sich nach einer Weile von ihr trennte, stürzte sie ab. Eines Morgens kam sie ungepflegt mit wirrem Haar aus ihrem Zimmer, am ganzen Leib zitternd. Schnell schlüpfte sie aus der Haustür hinaus und schlug den Weg nach rechts, Richtung Untertrave, ein. Nach fünf Minuten kam sie zurück und verschwand sogleich auf ihrem Zimmer. Als sie eine Viertelstunde später zu uns herunterkam, war sie wie verwandelt, wirkte ruhig und gefasst. Offenbar hatte sie wieder angefangen, Drogen zu nehmen.

In der kommenden Zeit traf ich sie abends immer häufiger wie weggetreten und leichenblass auf ihrem Sofa liegend an. Schließlich überzeugte ich sie, zum Arzt zu gehen. Der überschrieb sie für ein Substitutionsprogramm mit Methadon, das sie sich täglich in der Klinik abholen musste. Voraussetzung dafür war, dass man mit einer Urinprobe nachwies, dass man keine Drogen genommen hatte. Meikes Urinproben waren jeden Tag einwandfrei.

Bis in der Klinik eines Tages Kameras in die Toilettenkabinen eingebaut wurden. Da war alles aus: Meike hatte heimlich Urin ihrer Kinder mit ins Krankenhaus geschmuggelt, das sie für die Proben umfüllte und in die Durchreiche stellte. Jetzt war klar: Die junge Frau steckte immer noch knietief in den Drogen. Sie entschied sich schließlich für einen stationären Entzug.

Gerne wollten wir Jennifer und Liara bei uns als Pflegekinder behalten. Sie gehörten doch zu unserer Familie und fühlten sich hier wohl und zu Hause. Jennifer war gerade mit unserer Enkelin zusammen eingeschult worden, sie hatten hier ihr Leben. Wir hätten gerne diese Kinder in unserer Familie aufgenommen, was das Jugendamt aber aufgrund gesetzlicher Regelungen ablehnte. Aus unserer Sicht wäre es das Beste für die Mädchen gewesen, in ihrem vertrauten Umfeld zu bleiben. Doch uns war klar: Auch wenn wir die Kinder im Blick hatten, waren es für das Amt Akten.

Wenige Tage später fuhr ein Kleinbus vor. Die neue Pflegemutter war da und wollte die beiden Mädchen abholen. Zehn Tage hatten sie noch bei uns gewohnt, seit ihre Mutter in den Entzug gegangen war. Jeden Abend hatte ich die beiden ins Bett gebracht, ihnen vorgelesen und mich neben sie gelegt, bis sie eingeschlafen waren.

Ein dicker Kloß steckte mir im Hals, als ich auf ihre gepackten Sachen blickte, die in der Diele bereitlagen. Als es klingelte, war es mir fast nicht möglich, die Mädchen zu holen. Tieftraurig nahm ich Jennifer und Liara an der Tür in den Arm und drückte sie ganz fest. Die beiden begannen bitterlich zu weinen. „Wir wollen bei euch bleiben, bitte!“, schluchzten sie. Jennifer klammerte sich an Günters Hosenbein fest, Liara an meinem. Bestürzt blickte ich die künftige Pflegemutter an, die bereits die Taschen ins Auto gehievt hatte und nun zwar freundlich, doch zunehmend ungeduldig die Mädchen zum Mitkommen aufforderte.

Doch diese würden sich freiwillig keinen Meter fortbewegen, das spürte ich deutlich. Verzweifelt vergrub Liara ihr Gesicht im Stoff meiner Hose und heulte lautstark. Mir blutete das Herz. Da ging die Mutter entschieden auf Jennifer zu, nahm sie fest am Arm und zog sie mit sich zur Tür hinaus. Sie schnallte das Kind im Auto fest, kam wieder, nahm die kleine Liara auf den Arm und trug auch sie weinend davon.

Mein Herz brach. Verzweifelte Tränen schossen mir in die Augen. Diese armen, lieben Mädchen! Jetzt wurden sie noch einmal entwurzelt und es schien so unnötig, so lieblos bürokratisch. Wut und Schmerz wallten in mir hoch, und als der Motor aufheulte und der Kleinbus abfuhr, blieben wir heulend im Hof zurück. Was würde das mit den Mädchen machen? Schmerz grub sich tief in meine Seele. Dann zog ich mich schnell in unsere Wohnung zurück.

Als ich mich später mit Günter zusammensetzte, hatten wir keine Worte für das, was wir an diesem Tag erlebt hatten. Nur Schmerz und Tränen.

Als wir Meikes Zimmer für eine neue Bewohnerin herrichteten, machten wir einige schockierende Funde: In die Innenklappe des ausgedienten Kachelofens hatte die junge Frau irgendwelche Gräser gesteckt, die sie dort offenbar verräuchert hatte. Doch der alte Kachelofen hatte nicht einmal einen Abzug, er war in dieser Wohnung nur ein Überbleibsel. Darin Feuer zu machen, war ganz und gar nicht ungefährlich. An den Möbeln klebte überall Blut, vermutlich vom Abbinden und Spritzen, und in der Wartungsklappe in der Dusche verbarg sich benutztes Drogenbesteck.

Außerdem fanden wir einen unterschriebenen Barscheck, der meiner Mutter gehörte. Ja, meine Mutter, inzwischen in ihren Siebzigern, war vor einiger Zeit zu uns in eine schöne Wohnung eingezogen. Keine einfache Sache für mich und unser Verhältnis. Meike hatte sich jedenfalls häufig um sie gekümmert, war auch für sie einkaufen gegangen. „Ach, du Schreck!“, rutschte es mir heraus. Nun erschloss sich mir auch, wohin all die 5-Mark-Stücke gekommen waren, die meine Mutter jahrelang in einem Sparschwein für ihre Enkel gesammelt hatte und die plötzlich unauffindbar gewesen waren. *Drogenbeschaffungskriminalität, ging es mir durch den Kopf. Ob Meike etwa auch den Urin ihrer Kinder an andere Drogenabhängige verkauft hat, um ihre Sucht zu finanzieren?*, fragte ich mich mit Schaudern.

Beim Gedanken an Jennifer und Liara wurde mir wieder ganz schwer ums Herz. Wie es ihnen wohl ging in ihrer Pflegefamilie? Ob sie jemals wieder bei ihrer Mutter würden leben können?

Schließlich hatte ich die Möglichkeit, die beiden Mädchen einmal bei ihren neuen Pflegeeltern zu besuchen, einem Ehepaar, das sechs Pflegekinder aufgenommen hatte. Vielleicht hätte ich es besser nicht getan. Als ich die kleine Liara sah, stockte mir der Atem: Das Kind blickte mich aus leeren Augen an; da war nur noch etwas Gebrochenes in ihr. Als wir beim Kaffee zusammensaßen, nahm das Mädchen unter dem Tisch verstohlen meine Hand und hielt sie ganz fest. Der Schmerz in mir wurde übergroß.

Diese aufwühlende Begegnung sollte unsere letzte sein. Offenbar hatten auch die Pflegeeltern wahrgenommen, dass der Besuch für die Kinder eher schwierig als hilfreich gewesen war, denn sie luden uns nicht mehr ein. Doch noch lange weinte ich Tränen über Liara und Jennifer und musste immer wieder an sie denken.

Seelsorgerliche Begleitung fanden wir in unseren Hauskreisleitern und ich auch in Marita, mit denen wir diese furchtbare, tief verletzende Geschichte verarbeiteten. Sie halfen uns, diese und auch andere Belastungen, die wir im Agape-Haus erlebten, bei Gott abzugeben, loszulassen und den Menschen, wo nötig, zu vergeben. Ich weiß, wir hätten sonst nicht weitermachen können, uns nicht immer wieder neu für Menschen öffnen können, unvoreingenommen und voller Hoffnung.

Vor allem habe ich gelernt, nichts zu erwarten. Was ich bekomme, ist Geschenk. Zu oft erlebten wir, dass uns diejenigen, denen wir Gutes taten, schadeten oder es zumindest versuchten. Das erschütterte mich jedes Mal.

Wieder einmal hatten wir Menschen in einer Notlage aufgenommen. Nach einiger Zeit mussten wir ihnen jedoch klarmachen, dass wir nicht bereit waren, ihren rassistischen Hass mitzutragen. In der folgenden Nacht gab es einen gefährlichen Brand im Kellereingang des Hinterhauses. Durch den Rauchmelder wurde ich wach und verständigte schnell die Feuerwehr. Gott sei Dank hatte sie den Brand nach zwei Stunden unter Kontrolle. Doch ich war fassungslos darüber, dass Menschen, denen wir mit offenen Armen begegnet waren, bereit waren, in Kauf zu nehmen, dass wir geschädigt würden – möglicherweise sogar an Leib und Leben.

Immer wieder stellten wir auch entsetzt fest, dass wir bestohlen wurden. Einmal fehlte Schmuck von mir, was mich besonders traf, weil darunter auch ein goldener Armreif war, den Günter mit dem besten Lübecker Juwelier für mich entworfen hatte, sowie der kostbare Trauring meiner Tante, ein Erbstück. Neben dem Geldwert hatten die beiden Schmuckstücke auch einen großen ideellen Wert für mich. Nach der ersten Empörung weinte ich enttäuschte Tränen.

Manchmal war ich einfach nur am Rand meiner Kräfte, endlos erschöpft von dem, was wir hier immer wieder erlebten. Doch nie, wirklich nie, wollte ich aufgeben. Dazu wusste ich zu tief in mir, dass dieses Haus und unsere offene Tür genau das Werk war, was Gott für uns vorbereitet hatte. Immer wieder erlebte ich, wie er uns neue Kraft gab und uns nach Verletzungen und Tiefschlägen neu aufrichtete.

Auch wenn ich im Lauf der Jahre den Menschen an sich kennenlernte, in all seinen Facetten, mit Elend und Schlechtigkeit, habe ich doch nie aufgehört, an das Gute in ihm zu glauben. Immer hege ich die Hoffnung, dass sich etwas zum Besseren verändern kann, dass wir helfen können.

Immer wieder gab mir Aufwind, wenn ich mir ins Bewusstsein rief, wie eng verflochten meine Lebenserfahrungen mit denen der jungen Frauen hier waren. Wenn ich sie und ihre teils erschütternden Geschichten hörte oder ihre ungesunden Verhaltensmuster sah, wusste ich einmal mehr: All der Zerbruch, all die Schwierigkeiten meines eigenen Lebens, so hart sie auch gewesen waren, dienten dazu, dass ich jetzt diese Frauen verstehen und lieben konnte. Gott konnte mich hier gebrauchen, gerade mich! Denn ich wusste, was es bedeutete, früh ungewollt schwanger zu sein, in einer unglücklichen, schwierigen Partnerschaft festzustecken, ich hatte zwei Suizidversuche hinter mir, kannte Isolation, Minderwertigkeit, Depression, Überforderung mit den Kindern, hatte meine Erfahrung mit Tabletten- und Alkoholabhängigkeit gemacht und selbst erlebt, welch ein Horror ein kalter Entzug war.

Wenn ich jetzt dasselbe bei anderen hautnah miterlebte, war es nicht meine Rolle zu dozieren. Vielmehr befand ich mich auf einer Ebene mit den Müttern, die nicht fähig waren, ihren Kindern das zu geben, was sie brauchten. Ich war eine von ihnen, auf Augenhöhe, und sie nahmen mich als Gegenüber an. Wo ich konnte, bot ich praktische Hilfe und mein offenes Herz und Ohr an.

Auch in einem anderen Punkt hatte ich häufig eine Gemeinsamkeit mit den Frauen: das schwierige Verhältnis zu ihren Eltern. Denn auch mir hatte die Beziehung zu meiner Mutter lange zu schaffen gemacht – ihre hohen Anforderungen und dass man es ihr einfach nicht recht machen konnte. Bis ich in meinen Fünfzigern etwas Entscheidendes begriff.

Mutter und Tochter

Seit ich meinen Weg mit Jesus Christus begonnen hatte, beschäftigte ich mich zunehmend mit meiner Kindheit und Jugend, um Muster zu verstehen, warum ich wie geworden war. Vieles hatte Gott in mir geheilt – meine Überzeugung, eine Last zu sein, und meine Minderwertigkeitsgefühle zum Beispiel. Sie waren der Gewissheit gewichen, dass Gott einen Plan mit meinem Leben verfolgte und ich anderen Menschen dadurch etwas zu geben hatte.

All die Jahre befasste ich mich auch intensiv mit meiner Mutter und unserer Beziehung, in der ich mich nicht immer angenommen, sondern zunehmend abgelehnt gefühlt hatte. Zudem spürte ich, wie ich auf eine ungute Weise an sie gebunden war, was bei mir ein Gefühl andauernder Schuld ihr gegenüber verursachte.

Es half, mir in Erinnerung zu rufen, warum sie selbst hart und fordernd geworden war. Als Kind war meine Mutter an Knochentuberkulose erkrankt, weswegen man sie als Vierjährige operieren hatte müssen. So war die kleine Erna eines Tages, ohne dass ihre Eltern sie darauf vorbereitet hätten, in einer Klinik abgegeben und in ein Zimmer gesperrt worden. Völlig alleingelassen und verstört lag das kleine Mädchen da und wusste nicht, ob ihre Eltern nun für immer weggegangen waren. Sie litt große Verlustängste an diesem einsamen Ort.

Als sie nach der Operation wieder in diesem Zimmer lag und vor Schmerzen Tränen in den Augen hatte, sah sie ihre Eltern plötzlich hinter der Glasscheibe stehen. Erleichtert atmete Erna auf. Aber warum kamen sie nicht zu ihr herein? Warum nahmen sie sie nicht in den Arm, um sie zu trösten? Das kleine Mädchen begriff es nicht. Und man erklärte es ihr nicht. Auch nicht, als sie schließlich von ihren Eltern abgeholt wurde.

Diese Zeit hatte meine Mutter traumatisiert. Infolgedessen muss sie eine Schutzschicht um ihre Seele aufgebaut haben, sodass sie niemanden mehr zu nah an sich heranließ. Dazu kamen der Krieg, das Trauma der Flucht, der Heimatverlust und der frühe Tod ihres Mannes an der Front. In ihrem Leben war es viele Jahre ums Funktionieren, Durchbringen, Überleben gegangen.

Dass ich als Kind emotional und oft auch physisch wie eine Waise aufgewachsen war, habe ich häufig reflektiert. Mutters Dominanz und auch, wie sie sich später in meine Familie einmischte und durch Manipulation einen Keil zwischen uns trieb, hat mich tief verletzt. Doch ich war lange Zeit unfähig, die Dynamik zu durchschauen, die ihre Vorwürfe in mir auslösten.

Als ich dann mein Leben mit Gott begann, kam so einiges in Bewegung. Jetzt wusste ich, wie wichtig es war zu vergeben und loszulassen. Ich begann, regelmäßig dafür zu beten, dass meine Mutter Jesus ebenfalls persönlich kennenlernen würde. Nun traf ich auch viel selbstbewusster eigene Entscheidungen. Schon immer hatte ich es beispielsweise geliebt, mein Umfeld ästhetisch zu gestalten, mit Kerzen und schönen Gegenständen zu dekorieren. Dafür hatte meine Mutter wenig Sinn. Oft fühlte ich mich eingeschüchtert und nicht verstanden. Nun aber tat ich es mit ganzem Herzen und frei von ihrer Meinung.

Was mich jedoch immer wieder beschäftigte, war der Gedanke, dass ich als gute Christin meine Mutter eigentlich lieben sollte. Doch dazu war ich einfach nicht in der Lage. Vergeben, ja. Aber lieben? Musste ich das wirklich? Wollte Gott das von mir? Und was bedeutete das konkret?

Als ich knapp fünfzig Jahre alt war, ließ mich Gott etwas Wunderbares erkennen. In den Zehn Geboten heißt es: „Du sollst Vater und Mutter ehren." Dass ich dazu aufgerufen war, war mir nicht neu; auch nicht, dass darauf ein großer Segen, eine Verheißung lag. Doch plötzlich erkannte ich glasklar, dass da nicht stand: „Du sollst Vater und Mutter *lieben*", sondern: „Du sollst Vater und Mutter *ehren*".

Ich brauchte mich also nicht zu verbiegen, um eine besondere Nähe zu meiner Mutter aufzubauen. Nein, es ging darum, dass ich sie ehrte:

als stünde sie wie die Gewinnerin eines Wettkampfs oben auf dem Siegertreppchen und ich auf Abstand davor, um sie für ihre Lebensleistung zu würdigen. Sie zu ehren, bedeutete, dass ich sie respektierte, wertschätzte, gut behandelte, ihr zuhörte. Aber ich musste keine Liebe produzieren. Wie befreiend diese Erkenntnis für mich war!

Als ich diese Wahrheit im Innersten verstand, wurde ich frei. Frei von den Schuldgefühlen und der inneren Abhängigkeit von meiner Mutter. Was sie sagte oder tat, hatte von nun an keine Macht mehr über mich. Dadurch veränderte sich unser Verhältnis zum Positiven. Wenn man ehrt, ist man frei – gemäß der Verheißung des fünften Gebotes, dass es einem wohlergehen wird, wenn man seine Eltern ehrt.

Diese Tatsache erlebte ich als sehr einschneidend, sodass ich daraus später sogar ein Seelsorge-Referat ausarbeitete. Oft konnte ich Frauen damit beschenken, die aus jahrelanger Bindung an ihre Mutter plötzlich in ihre Freiheit hinausschritten.

Meine Mutter war in ihren Siebzigern, als sie bei uns im Agape-Haus in eine schöne Wohnung zog. Sie brauchte jemanden um sich, der für sie da war, dafür schien unsere familiäre Gemeinschaft bestens geeignet. Doch Mutter wollte nicht mit in der Gemeinschaftsküche essen. So brachte ich ihr das Mittagessen immer in ihre Wohnung, zusammen mit einem Glas Wein und einer Kerze, und setzte mich zu ihr. Mir war wichtig, es ihr nett zu machen.

Mutter war dennoch unzufrieden. Meine Aufmerksamkeit war ihr zu wenig. „Du kümmerst dich aufopfernd um all die anderen hier, aber du solltest dich viel mehr um mich kümmern!“, warf sie mir vor. Mir tat es im Herzen leid, dass sie es so empfand; doch es entsprach nicht den Tatsachen.

Zunehmend sprach Mutter verächtlich von den jungen Frauen und Familien. Von Anfang an war sie nicht damit einverstanden gewesen, dass wir dieses Haus für Menschen in Not geöffnet hatten, dass wir uns mit Bedürftigen „abgaben“. Immer wieder forderte sie, wir sollten unsere Arbeit mit dem Agape-Haus beenden.

Schließlich ertrug sie es nicht mehr, dass sie nur meine geteilte Aufmerksamkeit erhielt, und entschied, in eine vornehme Altersresidenz zu ziehen. Dort besuchte ich sie häufig und im Altenheim, in das sie wenige Jahre später als Pflegefall zog, täglich.

Am Ende ihres Lebens erhörte Gott mein Gebet für sie: Durch ein Nahtoderlebnis wurde meine Mutter völlig verändert. Nachdem sie wiederbelebt worden war, hatte sie verständnislos und etwas vorwurfsvoll gefragt: „Warum habt ihr mich zurückgeholt?" Sie musste Gott begegnet sein und hatte gar nicht mehr ins Leben zurückgewollt. Doch so nutzte sie die ihr verbleibende Zeit, um Abschied zu nehmen und Menschen, die ihr nahestanden, zu sagen, wofür sie ihnen dankbar war. Solche Liebenswürdigkeiten war niemand von ihr gewohnt und auch ich war von ihrer plötzlichen Wärme überrascht.

Als ich wenige Wochen später am Sterbebett meiner Mutter saß, blickte sie mich mit feuchten Augen an, nahm meine Hand und sagte: „Du warst das größte Glück in meinem Leben!" Ich schluckte und hielt ihre Hand ganz fest. Alles hätte ich erwartet, nur das nicht. Doch ich spürte, wie das, was sie da gesagt hatte, sich langsam tiefer in meine Seele senkte und dort als warmes Gefühl ausbreitete. Lange nahm ich sie in den Arm.

In der folgenden Nacht starb Mutter.

Auf ihrer Beerdigung war ich vermutlich die einzige Person, die voller Freude war. Nicht über ihren Tod, nein. Sondern weil ich mit großer Sicherheit wusste, dass meine Mutter nun bei Gott in der Ewigkeit war. Dreißig Jahre lang hatte ich gebetet, dass sie erkennt, wer Gott ist. Immer war sie überzeugt gewesen, sie sei Christin, meinte, sie wisse alles. Doch die Veränderung in ihren letzten Wochen zeigte, dass sie Gott nun wirklich erlebt hatte. Sie war angekommen.

Tiefe Dankbarkeit und ein großer Frieden erfüllten mich. Mutters Segen für mich auf dem Sterbebett hatte einen Kreis geschlossen. Aus dem anfänglichen „Jetzt habe ich sie bekommen, nun nehme ich sie auch mit" am Tag meiner Geburt war „das größte Glück" geworden. Wie meine Großmutter es ihrer Tochter damals prophezeit hatte.

Trotzdem war mir bewusst, dass das Erleben, als Baby eine Last zu sein, mich sehr geprägt hatte. Darum blieb es mein tiefer Wunsch, für Kinder in Not da zu sein. Dann jedoch führten einige Umstände dazu, dass Gott diesen Antrieb für noch etwas gebrauchte, was ich mir bislang nicht hätte träumen lassen.

Babyklappe

Im Urlaub im österreichischen Bad Gastein genoss ich es, in aller Ruhe beim Frühstück eine der Zeitschriften zu lesen, die hier im Gasthof ausgelegt waren. Interessiert blätterte ich einen STERN durch, als plötzlich meine ganze Aufmerksamkeit von einem Artikel gefesselt wurde, dessen Bilder mich zutiefst erschütterten: Da waren Fotos eines toten Neugeborenen abgebildet, ganz nackt und grün, mit zusammengebundenen Füßen. Dieses Baby war in einem Müllcontainer gefunden worden.

An Frühstücken war jetzt nicht mehr zu denken. *Wie furchtbar!*, durchzuckte es mich.

Mir war ja bekannt, dass viele Mütter aus Druck, Verzweiflung oder Hilflosigkeit jährlich ihre ungeborenen Kinder abtrieben. Genau deshalb war ich schließlich Vorsitzende bei LEBEN BEWAHREN LÜBECK e. V. geworden und leitete mit Herzblut das Agape-Haus: Diese Mütter sollten eine Alternative haben, Hilfe bekommen und somit ein Ja zum Leben ihrer Kinder finden.

Doch dass es so weit kam, dass Babys ausgesetzt oder gar getötet wurden? Da musste es doch Wege geben, das zu verhindern! Wie konnte man diesen Müttern die Möglichkeit bieten, ihrem Baby das Recht auf Leben zu gewähren und es in sichere, liebende Hände abzugeben? Es warteten doch so viele kinderlose Paare darauf, einen Säugling zu adoptieren!

Schließlich las ich in der Zeitschrift von der Hamburger Initiative *SterniPark*, die den Telefonnotruf „Aktion Findelbaby" eingerichtet sowie einige Monate später, im April des Jahres 2000, eine Babyklappe eröffnet hatte – die erste in Deutschland. Dort konnten Mütter ihr Neugeborenes anonym in einem Wärmebettchen ablegen.

In meinem Kopf begann es zu arbeiten. Eine Babyklappe, in der eine verzweifelte Mutter ohne direkten Kontakt ihr Baby in Obhut geben könnte, das klang nach einer hilfreichen Lösung. Sie würde wissen, wo ihr Baby war, und sich möglicherweise sogar nach einigen Wochen noch einmal umentscheiden und zurückkommen. *Was für eine wunderbare Idee!,* schoss es mir durch den Kopf und mein Gesicht hellte sich auf.

Kaum zurück aus dem Urlaub erfuhr ich, dass auch in der Nähe von Lübeck ein Neugeborenes dieses schreckliche Schicksal ereilt hatte: Es war tot auf einer Mülldeponie gefunden worden. Da fackelte ich nicht lange, rief in Hamburg an und erkundigte mich bei den Initiatoren von *SterniPark* nach sämtlichen Details der Klappe: wie sie funktionierte, was es dazu alles brauchte, wer die mechanische Tür konstruiert hatte, was zu beachten war …

Schließlich hatte ich alle Informationen beisammen und legte auf, um kurz darauf erneut zum Hörer zu greifen. Günter stand voll hinter mir und bald berichteten wir dem Verein und verschiedenen anderen Menschen von unserem Plan: An unserem Haus in der Mengstraße sollte eine solche „Babyschleuse" eingebaut werden. Schleuse mochte ich als Begriff sehr gerne, viel lieber als Klappe. In der Schifffahrt bezeichnet sie einen behutsamen Vorgang, durch den ein Schiff auf eine andere Ebene angehoben oder hinabgelassen wird. Bei einer Babyschleuse würde also ein „Lebensschiff" sacht auf eine neue Ebene kommen.

Überwiegend erhielt ich positive Rückmeldungen und bald sogar Zusagen für Unterstützung. Ich staunte: Das Lübecker Spendenparlament würde die 8 000 D-Mark für die mechanische Tür und deren Einbau übernehmen, die Drägerwerk AG, ein in Lübeck ansässiger Medizintechniker, sponserte aus eigenem Antrieb das angefragte Wärmebettchen für 15 000 D-Mark, ein uns bekannter Kirchenmann aus Neustadt trug 10 000 D-Mark für die Alarmanlage zusammen. In kürzester Zeit waren die gesamten Kosten gedeckt und der Einbau konnte beginnen.

Im Juni 2000 nahmen wir in der Mengstraße die zweite Babyklappe Deutschlands in Betrieb. Ich strahlte bis über beide Ohren.

Gerade einmal zwei Monate waren vergangen zwischen der Initialzündung im Urlaub und der Installation der Babyklappe an unserem Haus.

Doch dass ich damit nicht nur auf Begeisterung stieß, wurde mir schon bald bewusst. Als ich bei der Stadt ankündigte, dass ich so eine Babyschleuse einrichten wolle, rief eine Verantwortliche entsetzt: „Das fehlte uns noch, dass wir die behinderten Kinder aus ganz Deutschland dort hineingelegt bekommen!" Ich war empört. „Möchten Sie etwa lieber, dass die Kinder sterben?" Die Dame verstummte und nickte schließlich langsam und zögerlich. So bekamen wir die nötige Zustimmung der Stadt.

Gegenwind war mir nicht neu und im Lauf der Jahre hatte ich mir den Ruf eingetragen, dass ich mich auf die Hinterbeine stellen und wie eine Löwin kämpfen konnte, besonders, wenn es um Kinder ging. Ja, das war so. Durch deutliche Äußerungen und das, wofür ich mittlerweile stand, war ich als Abtreibungsgegnerin bekannt geworden und setzte mich für Kindeswohl und Lebensrecht ein. Damit war ich einigen ein Dorn im Auge.

Nun war ich einen konsequenten Schritt weitergegangen, um ungewollten Kindern, die zur Welt gekommen waren, ein Überleben zu ermöglichen. Das Konzept einer Babyklappe war ja noch sehr neu. Das Für und Wider wurde in Politik, Öffentlichkeit und Presse heftig diskutiert und es gab viele Kritikpunkte. Einmal die Anonymität der Frauen, die das „Recht des Kindes auf Kenntnis seiner Herkunft" verwehrte, und die Frage, ob sich Frauen damit nicht strafbar machten. Dann gab es die Behauptung, dass es Müttern auf diese Weise viel zu leicht gemacht werde, ihr Kind loszuwerden. Zudem wurde die Sorge laut, dass dadurch die Zahl der Findelkinder zunehmen würde. Im Lauf der kommenden Jahre wurde ich damit noch häufig konfrontiert und hatte auch mit dem Jugendamt immer wieder Reibungspunkte.

Doch jetzt stand ich glücklich neben Günter vor unserem Haus, blickte zufrieden auf die fertiggestellte Klappe und war zuversichtlich, dass unsere „SOS-Lebensschleuse" einen Ausweg für Mütter in Not bieten und das Leben von Neugeborenen retten würde.

Der Vorgang war simpel, aber er musste immer hundertprozentig funktionieren: Die mechanische Tür kann von außen geöffnet werden und führt in einen wohnlich eingerichteten kleinen Kellerraum. Hinter der Klappe steht ein Wärmebettchen, das immer auf einer Temperatur von 37 Grad gehalten wird. Dort kann die Mutter den Säugling ablegen. Sobald sie die Klappe wieder schließt, wird diese automatisch verriegelt, um sicherzustellen, dass niemand von außen das Kind herausholen kann. Nach einer Minute – sodass die Mutter ungesehen um die nächste Ecke verschwinden kann – wird bei uns im Haus ein Alarm ausgelöst.

Für die Mutter liegt im Wärmebettchen ein Brief bereit, in dem sie Zuspruch erfährt und in dem der weitere Ablauf geschildert wird, auch dass sie sich innerhalb der nächsten acht Wochen melden kann, falls sie sich doch für das Baby entscheidet. Im Brief wird die Mutter außerdem ermutigt, ihrem Kind noch eine persönliche Nachricht zukommen zu lassen. Und ihr wird die Möglichkeit vorgestellt, eines Tages ihre Anonymität aufzugeben und ihrem Kind– sofern es das ab dem Alter von sechzehn Jahren möchte – die Chance zu schenken, seiner leiblichen Mutter zu begegnen.

Von nun an achteten wir streng darauf, dass immer einer von uns im Haus war. Sämtliche Bewohner hatten einen Erste-Hilfe-Kurs für Säuglinge absolviert und in meiner Wohnung lag in der Wickelkommode stets alles bereit, was es für die Erstversorgung eines Neugeborenen brauchte: Fläschchen, Erstnahrung, Windeln, Decke, Babykissen, Strampler, Bodys und Mützen.

Bald erreichten uns die ersten interessierten Presseanfragen und immer wieder stand ich Rede und Antwort, führte die Klappe vor und teilte gegen kritische Nachfragen meine Überzeugung, dass es um das Leben des Kindes ging und dass die beste Mutter diejenige war, die ein Kind liebte. Dazu sei die leibliche Mutter manchmal einfach nicht in der Lage.

In den Zeitungen wurde bald über die Lübecker „Babyklappe“ berichtet – ein Begriff, den ich anfangs nicht so glücklich fand; mir waren „Lebensschleuse“ oder „Babyschleuse“ lieber. Aber schließlich bürgerte sich dieser Begriff ein, auch für die meisten der neunzig weiteren Babyklappen, die in den kommenden Jahren deutschlandweit gegründet werden sollten. Ich war guter Dinge, dass Mütter mit einem Neugeborenen in Not davon Kenntnis erhalten würden.

Tatsächlich dauerte es nicht lange, bis ich erstmals durch den Alarm hochgeschreckt wurde.

Mein Herz pochte wild, als ich begriff, dass das Klingeln in unserem Wohnbereich den Alarm der Babyklappe bedeutete! Es war schon spät am Abend und wir wollten gerade zu Bett gehen. Eilig warf ich mir eine Jacke über, überquerte mit schnellen Schritten den Hof und rannte die Kellertreppe hinunter. Außer Atem kam ich am Wärmebettchen an, das am hinteren Ende unseres Spielekellers stand. Die Lampe leuchtete rot, was bedeutete, dass die Tür nun von außen verriegelt war.

Schnell betätigte ich den Schalter, damit die Sirene ausgeschaltet wurde, und blickte aufgeregt in das Bettchen. Etwas nervös erwartete ich, dort ein Neugeborenes zu entdecken – doch das Bettchen war leer! Ich stutzte. Für einen ganzen Moment begriff ich nicht, was hier los war.

„Das wird wohl ein Fehlalarm gewesen sein“, mutmaßte Günter mit einem Schulterzucken, der ebenso die Kellertreppe heruntergestiegen war und nun neben mir stand. „Vermutlich neugierige Passanten, die einfach mal schauen wollten, was sich hinter der Tür verbirgt“, überlegte ich etwas enttäuscht. Dann gingen wir, immer noch mit Adrenalin im Blut, zurück in unsere Wohnung.

Dieser Fehlalarm war der erste von sehr vielen, die in den nächsten drei Jahren folgen sollten. Jedes Mal waren wir bereit und liefen sofort zum Bettchen in den Keller. Doch wenn ich hinuntereilte, glaubte ich immer weniger daran, dass diesmal wirklich ein Neugeborenes bei uns abgegeben worden war. Bis zum August 2003.

Herzlich willkommen, Anna!

Ein lauer Sommerabend unter freiem Himmel. Fröhlich saßen wir mit der ganzen Familie samt Enkeln und einem Familienfreund auf der Dachterrasse und plauderten. Wie genoss ich solche hellen Augustabende, wenn die Hitze des Tages vorüber war und wir in Gemeinschaft Zeit verbrachten. Da plötzlich ertönte das laute, tiefe „Tööööt" des Babyklappenalarms. Kurz schreckten wir alle auf, dann eilte ich los, um den Alarm auszuschalten. *Bestimmt Festivalbesucher, die sich einen Spaß erlaubt haben,* ging es mir durch den Kopf. An diesem Tag quoll Lübeck über von Besuchern des Duckstein-Festivals an der Trave, die nur hundert Meter vom Agape-Haus entfernt entlangfließt.

Zügig stieg ich die Treppe in den Keller hinunter und lief zum Schalter, der wieder rot leuchtete. Als ich ihn betätigte, sah ich, dass etwas im Bettchen war. *Jetzt legen sie dir hier sogar schon eine Puppe rein!,* dachte ich mit einem leichten Kopfschütteln. Doch nein, die Puppe bewegte sich! Da war tatsächlich ein Baby, ein lebendiges Neugeborenes!

Mein Herz setzte kurz aus vor Schreck und Erstaunen. Voller Aufregung vergaß ich, die Plexiglasscheibe an der Seite herunterzuklappen. Stattdessen hob ich das Baby umständlich darüber, um es auf den Arm zu nehmen. „Herzlich willkommen!", entfuhr es mir. Es schien ein Mädchen zu sein, das in eine leichte Decke eingewickelt und komplett angezogen war, mit rosa Strampler und Mützchen. Die Kleine schlief und sah völlig friedlich aus. Mich durchrieselte helles Glück, als ich dieses Geschenk des Lebens in den Armen hielt.

Während ich behutsam über den Hof ging, strahlte ich über das ganze Gesicht und sagte immer wieder leise: „Wir haben tatsächlich ein Baby, wir haben tatsächlich ein Baby!" Lächelnd trat ich auf die

Dachterrasse, wo alle augenblicklich verstummten. Mit aufgerissenen Augen blickten sie mich und das Bündel an.

Als die erste Erstarrung nachgelassen hatte, brach große Freude aus – und wir feierten, dass dieser kleine Mensch seinen Weg zu uns gefunden hatte. Dass der Säugling nicht einfach ausgesetzt worden war oder gar Schlimmeres hatte erfahren müssen. Das Mädchen sollte leben und wir durften ihm in seinen ersten Stunden zur Seite stehen.

Später fanden wir unten im Bettchen sogar noch einen Brief, den die Mutter hinterlassen hatte. Auf dem karierten Zettel stand:

Das Mädchen heißt Anna*,
es tut mir leid, aber ich kann Anna nicht behalten. Da ich sehr viele Probleme habe, passt Anna nicht in mein Leben. Ich weiß, durch euch findet sie eine bessere Mutter, die ihr das geben kann, was ich nicht habe. Es tut mir wirklich leid.

Darunter stand noch das Geburtsdatum mit Uhrzeit. Gerade mal fünf Stunden alt war das Mädchen, rechnete ich nach.

Am nächsten Tag verständigte ich den mit uns befreundeten Professor Dr. Axel Fenner, der in der Kinderklinik Lübeck bereits Tausende Kinder entbunden hatte. Gern hatte er sich dazu bereit erklärt, die Erstuntersuchung eines Findelkindes zu übernehmen. So kam er zu uns ins Haus, nahm die kleine Anna mit einem Lächeln auf den Arm und sagte mit strahlenden Augen: „Was für ein wunderbares Menschlein, Frau Garbe!“ Ein Satz, der mich sehr berührte und den ich in den kommenden Jahren noch oft aus seinem Mund hören sollte.

Anna war gesund und von der Mutter offenbar mit Bedacht entbunden, abgenabelt und erstversorgt worden. Am folgenden Tag kontaktierte ich das Jugendamt, das die weiteren Schritte für den Adop-

---

* Name geändert.

tionsprozess einleitete. Anna blieb eine Woche lang bei uns, in der ich viel mit ihr kuschelte und ihr nachts auf der Dachterrasse den Sternenhimmel zeigte. Täglich kam eine Hebamme zu Besuch, die die Kleine wog, maß und ihre Entwicklung verfolgte.

Nach einer Woche kam der vom Jugendamt bestellte Vormund und nahm Anna mit. Auf meine Frage, wohin das Mädchen gebracht würde, antwortete er kurz angebunden: „Das Kind kommt jetzt dahin, wo es auch bleiben wird!“, und marschierte mit dem Baby aus der Tür. Ich war baff. *Hatten wir es hier mal wieder mit einer Akte zu tun?,* war mein erboster Gedanke. *Sollten wir nicht wissen, wohin sie gebracht würde? Und überhaupt – was war das für ein Ton?*

Aufgebracht beschwerte ich mich beim Jugendamt, das daraufhin eine neue Vorgehensweise beschloss. Tatsächlich war auch der Übergang des nächsten Findelkindes, das wenige Monate später seinen Weg zu uns fand, noch ziemlich abrupt, mit viel Anonymität und – in meinen Augen – wenig Bedacht auf das Kind verbunden. Ich übergab es einer fremden Frau, ohne ihren Namen oder sonst etwas erfahren zu dürfen. Fassungslos war ich über eine Vorgehensweise, die völlig übersah, dass dieses kleine Wesen nach drei Wochen schon an mich gewöhnt war. Meine Stimme und mein Geruch waren ihm vertraut. Um es über die Veränderung hinwegzutrösten, sollte ich ihm ein getragenes Nachthemd mitgeben. Wie widersprüchlich das alles doch war! Und in meinen Augen ein Betrug an dem Kind.

Ich war sehr traurig und weinte viele Tränen um dieses Kind. Weil ich mit ihm litt, beschwerte ich mich bei der Behörde. Ab dann kam das Prozedere in ein besseres Fahrwasser. Im Durchschnitt wurde von nun an jedes Jahr ein Findelkind ins Wärmebettchen gelegt – in einem Jahr waren es sogar vier – und ab jetzt blieb das Neugeborene eine knappe Woche bei uns. Die rasch ausgewählten Adoptiveltern besuchten es in dieser Zeit, gaben ihm die Flasche und hielten es in den Armen, bis der formale Prozess abgeschlossen war. Mit Dankbarkeit nahm ich wahr, dass die Übergabe jeweils viel geschmeidiger vonstattenging.

Manche der Briefe, die die Mütter den Babys mit ins Bett legten, gingen mir sehr zu Herzen. Oft kam zwischen der Verzweiflung und der Alternativlosigkeit deutlich zum Ausdruck, dass sie ihre Kinder liebten und dass genau das sie dazu bewogen hatte, sie in „bessere Hände“ abzugeben und ihnen ein Leben in einer intakten, stabilen und warmherzigen Familie zu ermöglichen.

> Wir wollen nur das Beste für Ihn
> und es bricht uns das Herz, aber wir
> sind nun mal nicht das Beste was ihm
> geboten werden kann.
> Bite behandeln sie ihn gut und sorgen
> sie gut für ihn, er hat es verdient.
>
> Wir möchten gerne das sein Name
> lautet, es wäre
> schön wenn das geht
>
> Wir lieben ihn und werden immer
> an ihn denken!
>
> Bitte behalten sie den Brief und zeigen sie
> ihn den wenn er alt genug ist, damit er
> weiß das er uns nicht egal war und
> ist!

Liebe Frau Garbe

Ich möchte mich bei Ihnen bedanken, daß Sie sich so lieb um mein Baby kümmern. Bitte nennen Sie die Kleine und als zweiten Namen soll sie behalten. Die Kleine wurde am 9.10. geboren. Da ich alleine bin und erstmal mein Leben in den Griff bekommen muß denke ich es ist besser für wenn sie in eine Familie kommt die sich schon lange ein Kind wünscht. Vielen lieben Dank für alles was sie für tun, bitte geben sie ihr einen Kuss von mir und sagen Sie ihr daß ich sie lieb habe.

Ich hoffe Du wirst mir eines Tages verzeihen, daß ich Dich weggegeben hab. Ich habe es getan weil ich denke das es Dir besser gehen wird in einer Familie die sich schon lange ein Kind wünscht und die Dir viel Zeit und Liebe geben kann. Für mich waren es die schönsten Stunden in denen ich Dich bei mir hatte. Du warst das schönste Baby das ich jemals gesehen habe. Ich wünsche Dir daß Du es besser machst als ich und hoffentlich einmal eine gute Mutter wirst. Ich bete zu Gott daß wir uns wiedersehen.

Ich liebe Dich

Deine Mutter

Mein lieber kleiner Engel,

Vielleicht kommt irgendwann die Zeit, dich zu fragen, wo du herkommst und vor allem warum du nicht bei mir bist.

Ich weiß nicht, ob ich dir die Umstände so erklären kann, wie ich es eigentlich möchte.

Während der Schwangerschaft habe ich viel und lange überlegt, was das Beste für dich und deinen Bruder wäre.

Da ich in meiner jetzigen Situation, vor allem emotional nicht in der Lage bin, dir die Mutter zu sein, die du verdienst, habe ich mich entschlossen diesen Schritt zu tun.

Ich habe in meinem Leben nichts erreicht und das einzige Gute, was ich zu Stande gebracht habe, sind dein Bruder und du. Im Moment ist mein Leben ein einziges Chaos, ich weiß einfach nicht mehr weiter.

Es ist mir wirklich nicht leicht gefallen, das musst du mir glauben. Besonders als ich dich nach der Geburt im Arm gehalten habe und dich mit deinem Bruder verglichen habe.

Ihr seid euch sehr ähnlich. Ich hätte alles dafür gegeben einen Ausweg zu finden, der euch beiden gerecht geworden wäre.

Ich bin so schon genug überfordert, ich hätte es einfach nicht geschafft und es tut mir verdammt leid dir das antun zu müssen.

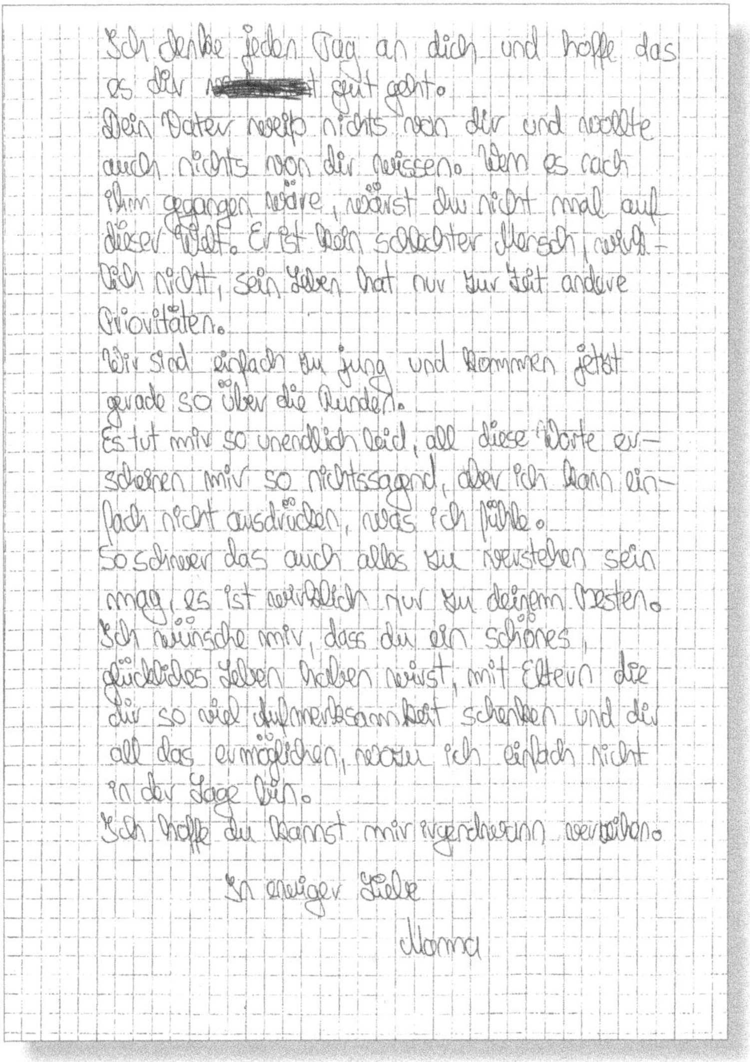

Ich denke jeden Tag an dich und hoffe das
es dir [redacted] gut geht.
Dein Vater weiß nichts von dir und wollte
auch nichts von dir wissen. Wenn es nach
ihm gegangen wäre, wärst du nicht mal auf
dieser Welt. Er ist kein schlechter Mensch, wirk-
lich nicht, sein Leben hat nur zur Zeit andere
Prioritäten.
Wir sind einfach zu jung und kommen jetzt
gerade so über die Runden.
Es tut mir so unendlich leid, all diese Worte er-
scheinen mir so nichtssagend, aber ich kann ein-
fach nicht ausdrücken, was ich fühle.
So schwer das auch alles zu verstehen sein
mag, es ist wirklich nur zu deinem Besten.
Ich wünsche mir, dass du ein schönes,
glückliches Leben haben wirst, mit Eltern die
dir so viel Aufmerksamkeit schenken und dir
all das ermöglichen, wozu ich einfach nicht
in der Lage bin.
Ich hoffe du kannst mir irgendwann verzeihen.

In ewiger Liebe

Mama

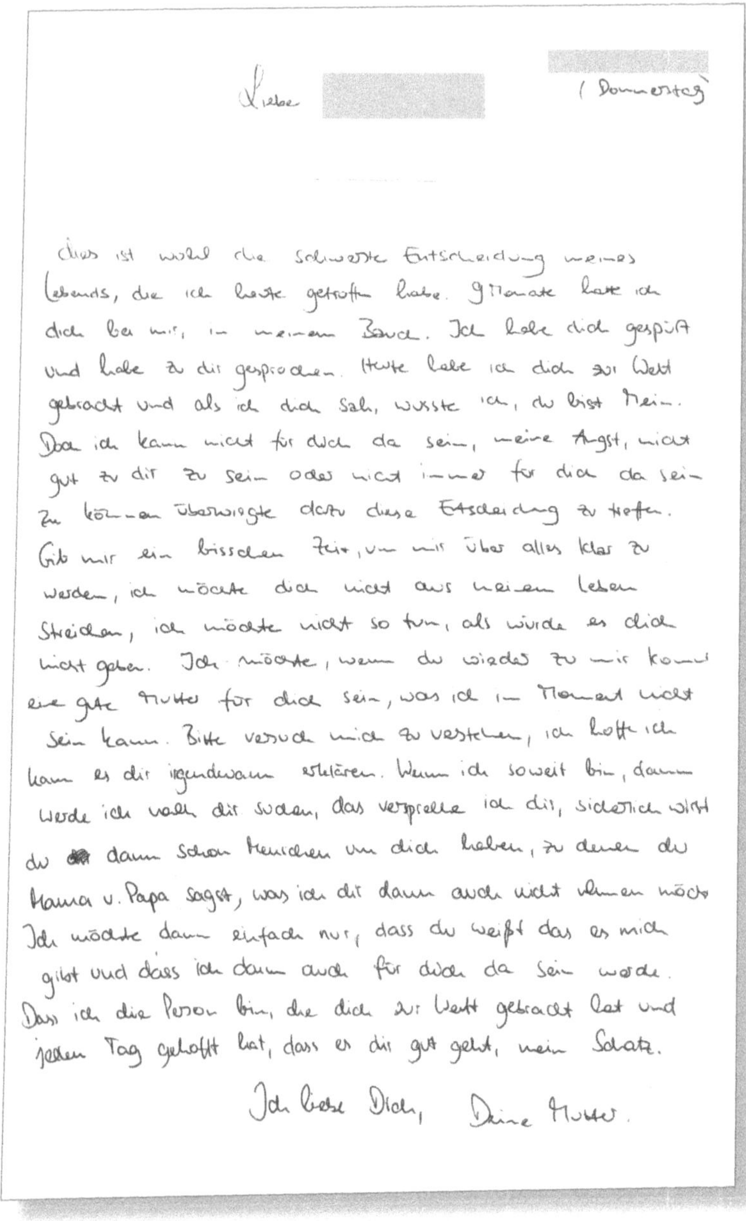

(Donnerstag) [redacted]

Liebe [redacted]

dies ist wohl die schwerste Entscheidung meines Lebends, die ich heute getroffen habe. 9 Monate hatte ich dich bei mir, in meinem Bauch. Ich habe dich gespürt und habe zu dir gesprochen. Heute habe ich dich zur Welt gebracht und als ich dich sah, wusste ich, du bist Mein. Doch ich kann nicht für dich da sein, meine Angst, nicht gut zu dir zu sein oder nicht immer für dich da sein zu können überwiegte dazu diese Entscheidung zu treffen. Gib mir ein bisschen Zeit, um mir über alles klar zu werden, ich möchte dich nicht aus meinem Leben streichen, ich möchte nicht so tun, als würde es dich nicht geben. Ich möchte, wenn du wieder zu mir kommst eine gute Mutter für dich sein, was ich im Moment nicht sein kann. Bitte versuch mich zu verstehen, ich hoffe ich kann es dir irgendwann erklären. Wenn ich soweit bin, dann werde ich nach dir suchen, das verspreche ich dir, sicherlich wirst du dann schon Menschen um dich haben, zu denen du Mama u. Papa sagst, was ich dir dann auch nicht nehmen möchte. Ich möchte dann einfach nur, dass du weißt das es mich gibt und dass ich dann auch für dich da sein werde. Dass ich die Person bin, die dich zur Welt gebracht hat und jeden Tag gehofft hat, dass es dir gut geht, mein Schatz.

Ich liebe Dich, Deine Mutter.

Über das fünfte Baby, das wir im Wärmebettchen fanden, erschrak ich. Es sah schlimm aus, wie es nackt auf einem blauen Frotteehandtuch in seinem Geburtsblut dalag und sehr still, fast apathisch wirkte. Außen vor der Babyklappe konnte man sehen, dass die Mutter offenbar viel Blut verloren hatte. Das winzige Mädchen schien traumatisiert, war kaum zu beruhigen und weinte in den nächsten Tagen viel. Unermüdlich sprach ich ihm gute Dinge zu, während ich es auf dem Arm trug: „Wir freuen uns so an dir, wie schön, dass du da bist! Du wirst in eine Familie kommen, in der es dir gut gehen wird und die sich auf dich freut." Wie durch ein Wunder war dieses Kind nach drei Tagen völlig verändert und ruhig und kam schließlich in eine liebevolle Familie.

Doch diese Geschichte ließ mich nicht los. Offensichtlich hatte hier eine Frau auf sich allein gestellt das Kind geboren. Für Schwangere war es zu dieser Zeit schlichtweg unmöglich, mit Unterstützung zu entbinden, ohne ihre Personalien anzugeben. Da musste es doch Wege geben! Umso mehr, da seit 2003 bei anonymen Geburten Straffreiheit für die Mütter galt.

Ich sprach darüber mit dem mir bekannten Probst der katholischen Kirche, der im Aufsichtsrat des Marienkrankenhauses in Lübeck saß. Bei ihm stieß ich sofort auf offene Ohren und rief damit innerhalb weniger Monate die Möglichkeit einer anonymen Geburt in unserer Hansestadt ins Leben. Wir wiesen als Verein und Agape-Haus über unsere Kanäle auf diese neue Option hin und boten auch Vermittlung an.

2014 schließlich wurde bundesweit die vertrauliche Geburt eingeführt, bei der die Schwangere ihre Personalien in einem Brief hinterlässt, der in einem Safe verschlossen aufbewahrt wird. Wenn das Kind sechzehn Jahre alt ist, kann es diesen Brief auf eigenen Wunsch erhalten.

Dennoch gab es weiterhin Frauen, die in ihrer Not lieber ganz unerkannt bleiben und ihr Neugeborenes anonym in andere Hände geben wollten. Aufgrund der rechtlichen Grauzone und des Rechts der Kinder, seine leiblichen Eltern zu kennen, wurde immer wieder der Ruf laut, die Babyklappen deutschlandweit zu schließen. So schrieb ich einen Brief an den damaligen Bundespräsidenten Joachim Gauck: „Wenn Sie die Babyklappen in Deutschland abschaffen wollen, müssen Sie vorher unsere Gesellschaft ändern." Es war doch offensichtlich: Die Klappen fingen nur ein Problem auf, verhinderten das Schlimmste. Doch die Wurzel lag woanders – in der Anonymität und Einsamkeit der Mütter, die in ihrer Notlage keine Unterstützung fanden.

So wurden die Babyklappen weiterhin geduldet.

In den nun fast zwanzig Jahren, seit die Babyklappe besteht, sind mittlerweile zweiundzwanzig Neugeborene und ein etwas älteres Geschwisterpaar – ein Säugling und ein Kleinkind – bei uns abgegeben worden. Von einigen dieser Kinder hängt ein Fußabdruck mit Namen und Datum im Treppenhaus des Agape-Hauses, was uns täglich daran erinnert, dass ihr Leben bewahrt wurde. Auch blättere ich gern und mit einem Lächeln im Gesicht in dem Album, in dem ich alle Bilder aus den ersten Lebensstunden der Säuglinge aufbewahre, die uns anvertraut wurden.

Von den vielen Kindern wurde nur ein einziges von seinem leiblichen Vater wieder abgeholt und zurück in seine Herkunftsfamilie gebracht. Alle anderen wurden an Adoptiveltern vermittelt, wovon eine Familie mit uns in Kontakt blieb. „Jeden Morgen ist es ein Geschenk, neben diesem Kind aufzuwachen", berichtete mir die Adoptivmutter voll tiefer Dankbarkeit. Und sogar Großeltern kamen eines Tages zu uns und sagten mit feuchten und zugleich strahlenden Augen: „Wenn Sie die Babyklappe nicht hätten, wären wir niemals Oma und Opa geworden!"

Da machte mein Herz einen Sprung. Ja, Findelkinder sind wirklich Glückskinder. Es gibt wohl kaum etwas Schöneres und Erfüllenderes für mich, als Anteil daran haben zu dürfen, dass Kinder Glück und Freude bringen.

Vor der Kamera

Das Telefon klingelte. Als ich abnahm, brauchte ich erst einen Moment, um zu begreifen, wer am anderen Ende der Leitung war. „Ah, Sie sind der Journalist der Illustrierten, der vergangene Woche bei uns war!“, wurde mir nach einer kurzen Erklärung klar. „Haben Sie noch irgendwelche Fragen?“ „Nein, also doch, aber in anderer Hinsicht“, meinte der junge Mann. „Meine Frau hat die Fotos gesehen, die ich von Ihnen geschossen habe – mit den Kindern im Bällebad und neben der Babyklappe. Sie arbeitet als Fotografin in einer Modelagentur. Als sie die Fotos von Ihnen gesehen hat, war sie völlig begeistert von Ihrer schönen Ausstrahlung. Darf ich ihr den Hörer reichen, damit Sie selbst mit Ihnen spricht?“

Einen kurzen Moment lang musste ich einordnen, was dieser Mann eben gesagt hatte. „Aber ja, natürlich“, antwortete ich etwas überrumpelt. Dann hörte ich mir an, was die freundliche weibliche Stimme am Telefon mir antrug. Mir schmeichelte, wie die professionelle Fotografin meine Eleganz, mein volles Haar und meine zierliche Figur lobte und mir versicherte, dass man genau so einen Typ Frau wie mich als „Senior-Model“ gut brauchen könne. Ob ich Lust hätte für ein Shooting.

Ohne zu zögern sagte ich zu und wir vereinbarten einen Termin.

Als ich auflegte, schwirrte mir der Kopf. Wie unglaublich das alles war! Würde sich mein Lebenstraum, als Schauspielerin oder Sängerin vor der Kamera zu stehen, nun in etwas anderer Weise doch noch erfüllen? Gespannt wartete ich das Shooting ab, zu dem der Journalist und seine Frau wenige Tage später nach Lübeck kamen. Ich hatte ein paar Outfits herausgesucht, mich dezent geschminkt und selbst frisiert. So lichtete mich die Fotografin in der Bibliothek unserer Beletage ab: im Kostüm, im langen Rock, in Hose, mit offenen Haaren, mit einer Hochsteckfrisur, aus verschiedenen Winkeln, nur das

Gesicht, ganzer Körper, im Profil. Das Miteinander mit diesem unglaublich freundlichen Ehepaar war so ungezwungen, dass ich mich sofort wohlfühlte und es mir leichtfiel, mich natürlich vor der Kamera zu bewegen. So entstanden in wenigen Stunden viele unterschiedliche Bilder, die mich in ihrer Schönheit selbst überraschten. Weil alles so reibungslos lief, fragten die beiden sogar, ob ich früher schon gemodelt hätte. „Leider nicht“, verneinte ich lächelnd.

Nach dem Shooting schickte die Fotografin meine Fotos der Modelagentur *Wondercast,* die sich bald darauf bei mir meldete und einen Vertrag mit mir abschloss. Zuvor hatte es ein weiteres Shooting bei einer Agentur in Hamburg gegeben. Nun war ich nicht nur auf deren Internetseite im Modelkatalog zu finden, sondern konnte auch eine professionelle Sedcard von mir vorweisen: eine beidseitig bedruckte DIN-A5-Kartonkarte mit aussagekräftigen Fotos und meinen Körpermaßen. Ich konnte es immer noch kaum fassen: Ich war entdeckt worden, mit sechzig Jahren, als Senior-Model und hatte nun ganz offiziell die Modelwelt betreten.

Wenn nun irgendein Unternehmen für einen Werbespot oder einen Prospekt ein Model suchte, dessen Typ ich war, konnte es mich über die Agentur anfragen. Es dauerte nicht lange, da kam das erste Angebot. Freudig sagte ich zu und fuhr gespannt zu dem Termin in einem Hamburger Hotel. Zuvor hatte mir die Agentur eine Liste der Dinge gegeben, die ich mitbringen sollte: einige Outfits, Blusen, Hosen, Röcke. Also reiste ich mit einem Köfferchen an. In der Stadt war gerade Hochwasser gewesen, sodass ich nicht über den Haupteingang ins Hotel gelangte, sondern oberhalb des Anwesens parkte und über einen Hang zum Set gelangte.

Dort empfing mich eine junge Frau, die mir höflich die Hand gab und sich vorstellte: „Friederike, schön, dass du da bist. Ich bin Marie und kümmere mich um alles.“ Freundlich bat sie mich, ihr zu folgen, und stellte mich der Crew vor: dem Kunden, also dem Vertreter des Unternehmens, für das die Werbefotos gemacht wurden, dem Fotografen, dem Techniker, dem Beleuchter, der Stylistin, die für die

Garderobe zuständig war, der Visagistin für „Make-up and Hair" und der Assistenz. Alle begrüßten mich überaus zuvorkommend. Sofort war mir sympathisch, dass sich alle duzten und eine angenehme, entspannte Atmosphäre herrschte.

Dann wurde ich in ein Hotelzimmer geführt, in dem ich in die Maske kam. „Ein Glas Wasser, Friederike?", fragte Marie. „Ja, danke!", antwortete ich und setzte mich vor den großen Spiegel. Nun begann die Visagistin, mich abzuschminken, wieder Grundierung aufzutragen, dezent Farbe und Linien in mein Gesicht zu bringen und meine Nägel zu bearbeiten. Ich sollte ja so natürlich wie möglich aussehen! Doch auch das war ganz schön viel Arbeit, wie ich feststellte. Nur die Haare brauchten für das erste Shooting nicht allzu viel Styling, da sie unter einem hellen Hut verschwinden würden.

Dann erhielt ich durch den Auftraggeber eine kurze Einführung in das E-Mobil, für das ich werben sollte. Kurze Zeit darauf sauste ich in einem schicken Kamelhaarmantel, High Heels und mit einem Korb voller Gemüse am Lenker über die Hotelterrasse. Hin und her, Kurve und zurück. Ich fühlte mich wie ein kleines Kind. Fröhlich blickte ich dem Kameramann entgegen, bevor ich wieder den Lenker herumschwang, um für eine weitere Runde auszuholen, und übermütig Gas gab.

Das Team war begeistert und bald hatten wir die benötigten Bilder im Kasten. Dann war das nächste Shooting für dasselbe Unternehmen dran: Diesmal ging es um eine fröhliche Kaffeerunde mit Karten spielenden Seniorinnen und Senioren. Die anderen Senior-Models waren inzwischen eingetroffen und gestylt, Marie führte mich noch einmal in die Maske, damit ich frisiert und nachgeschminkt werden konnte.

Der Werbekunde entschied, welche Garderobe ich für die Kaffeerunde tragen sollte. Für diesen Zweck lagen für jedes Model vier verschiedene Ausstattungen bereit, die ich neben den Kleidern, die ich mitgebracht hatte, nutzen konnte. Zum Umziehen zeigte mir Marie eins der Hotelzimmer, das hierfür für mich reserviert war. Zuvor hatte die Stylistin noch einmal die ausgewählte Garderobe gebügelt, sodass auch keine Falte mehr im Kleidungsstück war.

Dann waren wir fünf Senioren bereit und erhielten unsere Anweisungen für die Szene: „Ihr sitzt alle am Tisch und spielt Karten. Ihr lacht, habt Spaß, beschummelt euch gegenseitig. Und das Wichtigste: Ihr trinkt dabei Kaffee. Um den Kaffee geht es, der spielt die Hauptrolle“, erklärte uns der Fotograf. „Ach ja, in den Tassen ist übrigens Coca-Cola, es geht ja nur um die Farbe. Und bitte nicht wirklich trinken! Sonst ist der schöne Lippenstift hin und die Maske muss wieder ran.“ Wir lachten und ich fühlte mich wohl in diesem schönen Ambiente und mit den anderen Models, die schon alte Hasen in diesem Metier waren.

Die jungen Leute aus der Crew waren alle sagenhaft nett zu uns. Auch miteinander hatte das Team einen ausgesprochen angenehmen Umgangston. Sie schienen gut eingespielt zu sein, oft genügten ein Blick oder ein Zeichen, um sich zu verständigen, und es herrschte eine ruhige, respektvolle Arbeitsatmosphäre. Auch wenn bei Shootings (und noch viel mehr bei Filmspots, wie ich später erfahren sollte) die meiste Zeit aus Warten besteht, bis alles sitzt, passt, die Beleuchtung und die Einstellungen stimmen und man Szenen zigmal wiederholen muss, so verbreitete nie jemand Hektik oder Ungeduld. Auch wenn es manchmal noch so lange dauerte.

Für unser Kaffeerunden-Shooting hatten wir uns kurze Dialoge und Sprüche zurechtgelegt, übten, wie wir schummeln konnten, führten immer wieder die Tasse an die Lippen und lachten viel. Da – aus dem Tuch, das meine Haare zurückhalten sollte, war eine Strähne ins Gesicht gefallen. Die Visagistin eilte heran, fixierte die Frisur mit Haarspray und der Fotograf knipste weiter. „Stopp, Kunos Fliege ist verdreht!“ Schnell zupfte die Stylistin die Schleife wieder zurecht. Im nächsten Moment kam die Puderquaste zum Einsatz, weil bei einem männlichen Kollegen die Glatze glänzte oder bei einer von uns Damen der Lippenstift nachgezogen werden musste, wenn doch versehentlich etwas Coca-Cola den Mund benetzt hatte. Schließlich aber waren alle Bilder im Kasten und der Kunde, der die Fotos zusammen mit dem Techniker direkt am Computer begutachtete, nickte zufrieden.

Das Ergebnis des Shootings konnte ich einige Wochen später in einem Prospekt bewundern, der mir freundlicherweise zugeschickt worden war. Neugierig blätterte ich ihn durch. Zu meiner Überraschung war ich seltsam berührt, mich dort in der Karten-Kaffeerunde sitzen zu sehen. *War das wirklich ich?,* ging es mir durch den Kopf. Die Haare mit dem Tuch, nein, das entsprach so wenig meinem Typ.

Das Foto vom E-Mobil hingegen mochte ich gern. Auch wenn ich nicht die reiche, schicke Hamburgerin war, die hier dargestellt wurde, so wurde ich beim Betrachten direkt wieder an den Spaß erinnert, den ich beim Pesen über die Terrasse gehabt hatte. Fröhlich zeigte ich Günter die Bilder, der das alles sehr interessant und spannend fand. „Ja, schöne Bilder von meiner Frau“, nickte er anerkennend und gab mir einen Kuss auf die Stirn.

Nach diesem ersten Auftrag bekam ich schnell verschiedene weitere Angebote. Neugierig ließ ich mich darauf ein und fuhr, bepackt mit meinem Outfit-Köfferchen, zu den jeweiligen Orten, wo die Shootings stattfinden sollten. Das, wofür ich warb oder wofür ich stand, ging quer durch den Gemüsegarten: Hautcreme, Inkontinenz, Mode, Haarpflegeprodukte, Demenz, Brillen, Wärmedecken, Essig und Öl und vieles mehr.

Einmal saß ich für eine Seniorenresidenz sogar im Rollstuhl – mit Sauerstoffflasche und Pflegern um mich herum. Ein anderes Mal machte ich eine wunderschöne Bäderserie. Dann kamen auch erste Werbefilme dazu, noch mal eine ganz neue Welt für mich, in der ich mich aber schnell zurechtfand. Da war ich einmal die Oma, die Weihnachten zur Familienfeier kommt, ein anderes Mal machte ich Werbung für die Glücksspirale, wo ich immer wieder eine Fensterattrappe öffnen, in die nicht vorhandene Sonne hinausblicken und über das ganze Gesicht strahlen sollte, direkt in die Kamera hinein.

Ein andermal mimte ich für ein Bestattungsinstitut die schönste Witwe aller Zeiten: Zuerst befand ich mich mit meinem Partner glücklich im Garten, drehte versonnen meinen Ehering und guckte in den Himmel. Nach dem Schnitt stand ich als schwarz gekleidete Witwe weinend an einem Sarg und verabschiedete mich von meinem Gatten.

Besonderen Spaß machte mir ein Dreh für eine Sicherheitsfirma am Bodensee, zu dem mich Günter begleitete und wo wir noch einen Kurzurlaub dranhängten: In Lederoutfit und Motorradhelm sollte ich von meiner knatternden Harley Davidson absteigen und an der Tür meiner Tochter klingeln, die glücklicherweise über eine Sicherheitsanlage dieser Firma verfügte und sich über die Kamera vergewissern konnte, dass da tatsächlich ihre Mutter – in Motorradmontur – vor der Tür stand.

Inzwischen hatte ich Verträge mit mehreren Modelagenturen und begriff mühelos, was die jeweiligen Fotografen oder Regisseure von mir wollten und wie ich das mimen konnte, was von mir verlangt wurde. Oft erhielt ich die Rückmeldung, wie wandlungsfähig ich war und wie schnell ich mich in meine Rolle einfinden konnte.

Die Agenturen setzten für mich auch Shootings an, deren Fotos dann im Pool der Agentur zu finden waren und von verschiedensten Kunden erworben werden konnten: wie ich in einer wunderschönen hellen Küche frisches Gemüse schnippelte, als Großmutter in Schürze Kuchen backte, als Hobbygärtnerin in der Erde wühlte, mit einem Seebär mit Dreitagebart auf offenem Meer mit verwehten Haaren im Wind segelte, wie ich lässig mit Laptop die digitale Welt eroberte oder mich mit einem Partner zusammen als glückliches Paar zeigte.

Ich liebte die Abwechslung, die dieser Job mir bot, die Einblicke in die Welt der Werbung, die ich erhielt, und genoss den Respekt, den mir jede Crew zollte. Mein Alter bot den Vorteil, dass mich die jungen Frauen nie als Konkurrenz betrachteten und die Männer mir immer mit einer gewissen Hochachtung begegneten. Dazu hatte ich die Erfahrung gemacht, dass oft die männlichen Stylisten den besseren Blick für den Typ Frau hatten, der ich bin. Besonders, was die Frisuren angeht. Wenn sie Hand anlegten, dachte ich immer: *Ja, das bin ich.* Bei einem Dreh musste ich als Pflegepatientin drei Tage lang immerzu im Bett liegen – und selbst da hatte ein Maskenbildner meinen Typ so richtig rausgeholt.

Wenn ich heute in einem Prospekt blättere, irgendein großes Plakat in der Innenstadt begutachte oder gar einen Werbespot sehe, geht mir gleich schmunzelnd die Frage durch den Kopf, was hierbei wohl getapt, zurechtgehämmert oder sonst wie ausgetauscht wurde. Ist das in den Sektgläsern Zitronenselters? Cola in den Kaffeetassen? Wie oft musste wohl dieser elegante, dunkle Leinenrock gebügelt und entfusselt werden, bis das Foto im Kasten war? Ob dieses Seniormodel mit Laptop wohl in Wahrheit genauso ein digitaler Analphabet ist wie ich?

Was in der Werbung so wirklichkeitsgetreu nachgebildet wird, ist eine Scheinwelt. Häufig habe ich bei Shootings erlebt, dass etwas behelfsmäßig zusammengeschustert wurde, nicht haftete, wie es sollte, oder ich etwas darstellte, was ich überhaupt nicht konnte – zum Beispiel im Altenheim Schach spielen, wo ich doch keine Ahnung von diesem Spiel habe. Wie viel war in der Werbung Augenwischerei. Und doch liebte ich diesen Job!

Im Schnitt hatte ich einmal im Monat einen Auftrag; später, als sich die Umstände mit meinem Mann drastisch geändert hatten, nahm ich nur noch Angebote im Umkreis von 200 Kilometern an, damit ich abends wieder nach Hause fahren konnte.

Weiterhin blieb das Agape-Haus der wichtigste Bereich meines Lebens und der Zuverdienst, den ich bei gut bezahlten Werbeaufträgen erhielt, war dafür mehr als willkommen. Zwar gab es für das Agape-Haus regelmäßige Spenden über den Verein sowie die Mieteinnahmen über das Amt, doch das Geld war immer knapp. Die Tilgung des Kredits, was an Reparaturen anfiel, Unterhalt, Instandsetzung oder Umbauten bestritten wir privat. Dazu kamen dann noch die Lebenshaltungskosten, Strom, Heizung und Wasser.

Günter arbeitete, obwohl er schon im Rentenalter war, noch selbstständig als Ingenieur, um uns über Wasser zu halten. Zusätzlich erhielt er seine Berufsunfallrente aus Zeiten, in denen er angestellt gewesen war. Diese reichte gerade einmal für die monatliche Abbezahlung des Kredits. Als ich mein Rentenalter erreichte, bekam ich, da ich keine eigenen Rentenanwartschaften hatte, nur den Betrag für die Kindererziehungszeiten: monatlich 150 Euro. Für ein Shooting erhielt ich deutlich mehr, für einen Dreh noch mal doppelt so viel. Ich war Gott sehr dankbar, dass er mir diese Möglichkeit aufgetan hatte, etwas Geld zu verdienen, die mir auch sehr viel Spaß machte.

Selbst wenn es manchmal wirklich knapp war und wir auch schon erlebt hatten, dass uns die Bank das Konto sperrte, so war ich immer davon überzeugt, dass Gott wollte, dass wir das Haus behalten und weiterhin für Menschen offen halten. Ich vertraute darauf, dass er schon Sorge tragen würde. Das tat er auch, immer wieder, und wir durften so manche Wunder erleben.

Als mein Mann schließlich 2015 sein Büro auflöste, wurde eine sehr hohe Steuernachzahlung an das Finanzamt fällig. Aber das Geld war schlichtweg nicht da. Sollte es diesmal vielleicht doch bedeuten, dass wir das Haus verkaufen mussten? Just in dieser Zeit erhielt ich aus heiterem Himmel den hoch dotierten Preis einer Stiftung, die damit jedes Jahr Menschen und Einrichtungen für ihr herausragendes soziales Engagement auszeichnet und fördert. Dankbar und erleichtert atmete ich auf. Der erste Teil war geschafft. Die noch fehlenden 20 000 Euro kamen in den kommenden Monaten auf wundersame Weise über Freunde zusammen, sodass wir das Geld pünktlich ans Finanzamt zahlen konnten.

Einmal klingelte eine Frau an der Tür. Sie gab sich als Botin einer Freundin zu erkennen, die nicht selbst kommen könne, aber meinen Einsatz und meine Hingabe zutiefst schätze. Mit diesen Worten griff sie in ihre Handtasche und zog ein dickes Bündel Geldnoten heraus: „Das ist für ihre wunderbare Arbeit", sagte sie und verschwand.

Völlig verdutzt blieb ich an der Tür stehen und blickte fassungslos auf die vielen mit einem Gummiband zusammengehaltenen Banknoten in meinen Händen. Das war doch nicht möglich! Schnell lief ich in den Hof und zeigte Günter den Geldsegen, der nicht weniger darüber staunte als ich. Dann gaben wir das Geschenk an Iris, unsere Finanzmanagerin, weiter, die es sogleich zur Bank brachte.

Eine der erstaunlichsten Geschichten hatte sich bereits ein paar Jahre zuvor, Anfang 2012, ereignet. Damals überraschte uns ein Telefonanruf, mit dem wir nie im Leben gerechnet hätten …

Wird Friederike Garbe Millionär?

Meine Tochter nahm den Hörer ab. Nach wenigen Momenten, in denen sie der Stimme am anderen Ende der Leitung zugehört hatte, antwortete sie: „Meine Mutter wollen Sie einladen? Das können Sie vergessen!“, und legte auf. Dann wandte sie sich an mich: „Jemand von einer TV-Produktionsfirma war am Telefon und fragte, ob du zur Jubiläumsausgabe von *Wer wird Millionär?* kommst. Ich hab gleich gesagt, dass du das nicht machen wirst.“ „Gott sei Dank“, sagte ich erleichtert, „das brauche ich wirklich nicht.“ Wie waren die nur auf mich gekommen?, stutzte ich. Die Quizsendung, bei der man eine Million gewinnen konnte, kannte ich nur vom Hörensagen.

Zwei Tage später klingelte erneut das Telefon und diesmal ging ich dran. Eine Dame war in der Leitung. Sie legte mir dar, dass zur 1000. Folge von *Wer wird Millionär?* eine Jubiläumsausgabe geplant würde, zu der „Helden des Alltags“ als Kandidaten eingeladen werden sollten. „Sie, Frau Garbe, mit Ihrer wunderbaren Arbeit für Ihr Agape-Haus sind genau so eine Frau mit besonderem sozialem Engagement. Sie hätten die Chance, viel Geld zu gewinnen.“ „Ich weiß nicht so recht …“, schwankte ich. „Sie können nur gewinnen“, ermunterte mich die freundliche Frau. Schließlich versprach ich zögernd, zumindest zum Casting zu kommen.

Aufregung hatte mich gepackt. In den folgenden Tagen jagten mir immer wieder zwei Fragen durch den Kopf: Würde ich den Mut haben, mich möglicherweise vor einem Millionenpublikum zu blamieren? Meine Handflächen wurden heiß, wenn ich nur daran dachte, in einem Studio, vor Kameras, in einer Situation, die ich überhaupt nicht kannte, mit meinem lückenhaften Allgemeinwissen zu glänzen.

Doch wenn Gott das wollte und eingefädelt hatte – und das war die zweite Frage, die mich beschäftigte –, würde ich ihm dann zutrauen, dass er mit mir Erfolg hatte? Mein Verdienst wäre es sicherlich nicht, wenn ich mit einem Gewinn nach Hause kommen würde – selbst meine Familie traute mir die Show nicht zu. Doch ich rief mir ins Gedächtnis, wie groß mein Gott war und dass es auf mich schließlich nicht ankam. Nur darauf, dass ich mich aufmachte und ihm vertraute.

Also fuhr ich eine knappe Woche später zum Casting nach Hürth in der Nähe von Köln. Statt erste Wissensfragen beantworten zu müssen, wie ich gemutmaßt hatte, wurde ich dort zu meinem Leben befragt. Bereitwillig stand ich Rede und Antwort, bis die Gesprächspartnerin sagte: „Vielen Dank, Frau Garbe, wir melden uns in den nächsten Tagen bei Ihnen. Wir haben jetzt so viele interessante Leute gehört, die Entscheidung wird nicht einfach sein." *Ach wie gut,* dachte ich erleichtert, stand auf und verabschiedete mich.

Zurück im Alltag angekommen, hatte ich eine mögliche Blamage vor Millionen schnell vergessen und war mehr als überrascht, als zwei Tage später erneut das Telefon klingelte. „Frau Garbe, herzlichen Glückwunsch, Sie sind eingeladen in die Sendung!", verkündete die Dame am anderen Ende der Leitung. *Oh,* dachte ich. *Ja, herzlichen Glückwunsch …*

Ungläubig legte ich auf. „Gott, jetzt bist du am Zug. Ich fühle mich wie David mit der Steinschleuder. Klein und unerfahren vor einem Riesen. Treffen musst du", betete ich und wusste, dass nun eine große Erfahrung Gottvertrauens vor mir lag. Wie auch immer sie ausgehen mochte.

Mit einem mulmigen Gefühl im Magen fuhr ich mit Günter und meiner Tochter Ende Januar zum Dreh der Sendung. Während ich auf dem Beifahrersitz saß, fiel mein Blick auf das zarte goldene Armband an meinem linken Handgelenk, das ich mir – in Hinblick auf die große Herausforderung, die die Sendung für mich bedeutete – zu meinem Geburtstag vor wenigen Tagen hatte anfertigen und schenken lassen. Auf einer kleinen Platte waren dort in zierlicher Schreibschrift vorn und hinten zwei hebräische Gottesnamen eingraviert:

El Roi stand auf der Oberseite. *Du bist der Gott, der mich sieht. – Ja,* dachte ich erleichtert. *Gott sieht mich und wird seinen Blick auch bei diesem Abenteuer nicht von mir abwenden. Egal, ob ich mich blamiere oder nicht.*

El Shaddai ist der andere Name, der auf der Rückseite eingraviert ist: *der große und ewige Gott.* Dankbar machte ich mir bewusst, wie Gott sich schon so oft zu mir gestellt hatte, wie das Wissen um seine Gegenwart und Größe mir geholfen hatte, meine Ängste zu überwinden.

Früher hatten mich immer unglaubliche Versagensängste gequält, wenn ich ein Solo singen sollte. Dann war plötzlich meine Stimme weg und mein Herz pochte so laut, dass ich dachte, alle müssten es hören. Doch mit Gott an der Seite hatte ich erleben dürfen, wie ich auf einmal selbstbewusst und frei bei einer Hochzeit im Dom auf der Orgelempore ein Solo singen konnte. So erlebte ich es dann auch bei weiteren Hochzeiten, Taufen und festlichen Anlässen. Menschenfurcht und der lähmende Gedanke, andere könnten alles besser als ich, waren in den Hintergrund gerückt.

Nun stand ich vor einer neuen, viel größeren Herausforderung. Zumal das, was ich in dieser Show tun sollte, nichts war, worin ich geübt war. Weder waren Wissensfragen meine Stärke noch kannte ich die Sendung und ihre Abläufe richtig, da wir zu Hause keinen Fernseher hatten. Immerhin hatte ich mir inzwischen zwei Aufzeichnungen von *Wer wird Millionär?* im Internet angesehen. Doch selbst wenn sich jetzt herausstellen sollte, dass ich vor Millionen Zuschauern versagte – ich war bereit dazu. *Gott sieht mich, er ist groß und ewig – ihm kann und will ich vertrauen.*

Beruhigt blickte ich wieder aus dem Fenster und sah, dass es nicht mehr weit war bis Köln.

Als wir am Studio ankamen, nahm eine Dame uns und die anderen Kandidaten in Empfang und führte uns in die Garderobe. Auch Günter wurde kräftig auf dem Kopf und im Gesicht gepudert, was ihm so gar nicht behagte, aber schließlich würde eine fest stehende

Kamera mit Dauereinstellung auf Günter gerichtet sein, um seine Reaktionen während der Sendung einzufangen.

Bevor ich mit der Maske dran war, bekam ich noch einmal eine gesonderte Einführung in die Sendung, da ich so offenkundig unerfahren war. Mir wurde das Studio gezeigt und ich bekam eine Einweisung in den Computer, an dem ich bei der anfänglichen Blitzrunde schnell antworten musste. Ein schreckliches Gefühl der Überforderung stieg in mir auf, mir rauschten die Ohren und ich wusste: *Wenn das die Voraussetzung dafür ist, dass ich hier mitspiele, kann ich gleich einpacken.*

Dann war ich mit „Make-up and Hair" dran und versuchte mich daran zu erinnern, dass Gott es war, der hier für mich kämpfen würde. Mein Outfit, ein glitzerndes Oberteil, eine lange dunkle Hose und höhere Schuhe, wurde für passend befunden und schließlich fand ich mich mit den drei anderen Kandidaten im Studio wieder. Die Zuschauertribüne war schon gefüllt und Günter und meine Tochter, die keine drei Meter von mir entfernt saßen, winkten mir kurz zu. Mein Herz pochte und ich spürte, wie meine Handinnenflächen heiß und meine Knie weich wurden. Das Publikum wurde instruiert und es gab einige Beifalls-, Stell- und Laufproben.

Dann hieß es: „Kamera läuft!", und die Aufzeichnung der Show begann. Im Scheinwerferlicht trat Günter Jauch unter Applaus auf die Bühne. Mit einem freundlichen Lächeln grüßte er uns und erklärte die Besonderheit der heutigen tausendsten Jubiläumsausgabe von *Wer wird Millionär?:* Wir Kandidaten waren vier „Helden des Alltags": eine Mutter, die sechzehn Pflegekinder aufgenommen und großgezogen hatte, eine Friseurin, die Obdachlosen kostenlos die Haare schnitt, und ein Mann, der ein Zentrum für Knochenmarktransplantation aufgebaut hatte. Bei der Jubiläumssendung durften alle Kandidaten um die Million spielen; die Auswahlrunde, bei der es um Schnelligkeit ging, diente lediglich dazu, die Reihenfolge festzulegen.

Die drei anderen Kandidaten waren deutlich jünger als ich und im

Gegensatz zu mir fit am PC. Wie erwartet war ich die Langsamste und die anderen kamen alle vor mir an die Reihe. Als sie gespielt hatten, stellte sich Herr Jauch vor mich und fragte scherzhaft: „Naaa, wollen wir dann auch mal?“ Lächelnd stand ich auf und stellte mich neben den beliebten Quizmaster auf die Bühne. Leise sagte ich zu ihm: „Herr Jauch, ich spiele ohne Risiko.“ Bei der Spielvariante mit Risiko würde ich keine Sicherheitsstufe bei 16 000 Euro haben, dafür aber einen Zusatzjoker. Bei einer falschen Antwort würde ich alles bis auf 500 Euro verlieren. Doch Günther Jauch sagte: „Ach, machen Sie mal!“ „Also gut“, gab ich zurück. Und so war die Entscheidung gefallen.

Kurz darauf setzte ich mich auf den heißen Stuhl. Günther Jauch stellte mich charmant vor, ein Film über das Agape-Haus wurde eingespielt und das Publikum applaudierte. „Frau Garbe“, fragte Günther Jauch mich dann sehr direkt, „kann es sein, dass Sie die Sendung gar nicht richtig kennen?“ „Doch, doch“, gab ich schnell zurück, „ich habe sie mir schon zweimal im Internet angeschaut.“ Jauch schmunzelte liebenswürdig und das Publikum lachte. Ich spürte, wie ich die Sympathien der Zuschauer auf meiner Seite hatte.

Überrascht stellte ich fest, dass ich vollkommen ruhig und gelassen war, jetzt, wo ich hier saß. Jede Anspannung war von mir gewichen und ich war einfach nur zu hundert Prozent präsent und hoch konzentriert.

Dann ging es los mit der ersten Frage, bei der es um 50 Euro ging. Hätte ich die Sendung besser gekannt, wäre mir klar gewesen, dass es sich hierbei immer um Scherzfragen oder Wortspiele handelte. Eine Melodie wurde eingespielt und das Licht im Studio gedimmt. Ich sah die Frage auf dem Monitor vor mir eingeblendet und Günther Jauch las vor: „Die Sprossen einer Leiter stecken rechts und links in je einem …? “ A: Carpendale, B: Drews, C: Gildo, D: Holm.“ Als mein Mann die Frage hörte, beugte er sich im Publikum zu unserer Tochter hinüber und flüsterte: „Das weiß sie nicht, wir können nach Hause fahren!“ Gott sei Dank bekam ich das nicht mit. Zwar begriff ich in diesem Augenblick nicht, dass es sich bei allen Namen um deutsche Schlagersänger handelte, doch ich erinnerte mich, dass es der Holm sein musste. „D“, sagte ich. „D ist richtig!“, freute sich Herr Jauch und der Gewinner-Jingle wurde eingespielt.

Die weiteren Fragen konnte ich recht mühelos beantworten. Welches zum Beispiel die höchste Männersingstimme ist. Erst bei der 4000-Euro-Frage kam ich einfach nicht darauf, was gefragt war: „Wenn der Entomologe gründlich sucht, findet er bestimmt auch im Werk von …?“ Vier Automarken und -modelle waren als Antwortmöglichkeit vorgegeben, darunter „VW Käfer“. Nach einigem Überlegen sagte ich: „Ich setze den Publikumsjoker ein.“ Einstimmig entschied das Publikum, dass der Insektenforscher auch im Werk von Volkswagen Käfer entdecken könnte. Damit war ich weiter.

Die nächsten drei Antworten wusste ich wieder selbst und war nun bei der Frage, bei der es um 64000 Euro ging. Hierfür setzte ich zwei Joker ein, um schließlich die richtige Antwort auszuwählen. Nie hätte ich geglaubt, dass ich so weit kommen würde! Gott schien sich wirklich zu mir zu stellen.

Jetzt spielte ich bereits um 125000 Euro! Eine falsche Antwort würde bedeuten, dass ich mit gerade mal 500 Euro nach Haus gehen würde. Gespannt hörte ich die Frage: „Bei welcher dieser Persönlichkeiten liegen Geburts- und Sterbeort am weitesten voneinander entfernt?“ Bei den Antwortmöglichkeiten John Lennon, Papst Johannes Paul II., Albert Einstein und Erich Honecker fiel meine Entscheidung zu fünfundneunzig Prozent auf Erich Honecker.

Doch nun war ich wirklich nervös. 125000 Euro oder 500 Euro – das war ein beträchtlicher Unterschied! „Ich vermute, es ist Honecker“, sagte ich mit fragendem Unterton zum Showmoderator. „Sind Sie sich sicher, Frau Garbe?“, fragte er zurück. Ich kam ins Schwanken. Schließlich setzte ich meinen Telefonjoker ein. Meine angerufene Freundin tippte auf Albert Einstein. „Nee, das stimmt nicht, das war doch Honecker“, erwiderte ich und schüttelte den Kopf.

Jetzt erinnerte mich Herr Jauch, dass ich noch den Jubiläums-

Prominentenjoker hatte, bei dem Barbara Schöneberger, Oliver Pocher und Ralf Schnoor – als ehemalige Millionengewinner bei Günther Jauch – sich gemeinsam auf eine Antwort einigen mussten. Also bat ich sie um ihre Einschätzung. Die drei berieten sich, doch ich spürte, dass auch sie stark schwankten. Schließlich sagten sie, sie wüssten es nicht.

Ihre Unsicherheit verunsicherte auch mich. Ich wollte nicht all das Geld verlieren, das wir so dringend brauchen konnten. Wo ich doch schon so weit gekommen war. „Ich höre jetzt auf!", sagte ich deshalb kurz entschlossen und im Nu fiel der ganze Druck von mir ab. Herr Jauch gratulierte mir zu meinem Gewinn: „64 000 Euro gehen nach Lübeck!" Das Publikum klatschte. Dann drückte Jauch ein letztes Mal auf den Knopf, der die richtige Antwort aufscheinen lässt, und ich sah, dass es tatsächlich Honecker gewesen wäre. Doch nun war es mir egal. Erleichtert stand ich auf, und während Günther Jauch mir die Hand reichte, wurde ich unter anhaltendem Applaus der Zuschauer verabschiedet.

In der Garderobe ließ ich mich erlöst in meinen Stuhl fallen und betete: „Danke, Gott. Du hast dich zu mir gestellt!" Dankbar war ich auch über den Gewinn. Denn das Geld war unbedingt nötig, um eine drohende Insolvenz des Büros meines Mannes abzuwenden (das später aufgelöst wurde) und damit auch die fälligen Ratenzahlungen der Darlehen zu gewährleisten, welche noch auf dem Haus lagen. Mir selbst würde ich von diesem Gewinn ein Navigationsgerät für unser Auto und ein medizinisches Trampolin gönnen. Ich strahlte.

Günters langsamer Abschied

Im März 2013 lag der unglaubliche Fernsehauftritt bei *Wer wird Millionär?* schon über ein Jahr zurück. Meinem Mann Günter stand ein kurzer Krankenhausaufenthalt bevor, da eine der Zuleitungen, die damals in Kiel zu seinem Herzen gelegt worden waren, zugewachsen war und man dort nun einen Stent setzen wollte. Ein Routineeingriff, so hatte man uns versichert, und wir planten, drei Tage nach der angesetzten Entlassung zu unserem jährlichen Osterseminar zu fahren, das wir viele Jahre geleitet hatten.

Unser Sohn hatte uns schon seit längerer Zeit gedrängt, dass wir uns um eine Patientenverfügung kümmern sollten, und schließlich hatten wir einen befreundeten Notar angerufen. Der Jurist bot an, ein „Rundum-sorglos-Paket“ für uns vorzubereiten, mit Patientenverfügung, Testament und Vorsorgeverfügung. Als Günter schon für die Operation in der Klinik aufgenommen worden war, kam der Notar abends noch mit einem vorbereiteten Paket voller Dokumente an Günters Krankenhausbett und wir unterschrieben alles. Was für eine wunderbare Führung Gottes, denn schon drei Tage später sollte ich davon Gebrauch machen müssen.

Am Morgen nach Günters OP rief ich bei ihm im Krankenhaus an, um zu fragen, wie alles gelaufen war. Doch Günter nahm nicht ab, obwohl er sein Handy immer griffbereit neben sich auf dem Nachttisch liegen hatte. Beunruhigt wählte ich die Nummer der Station. Die diensthabende Schwester reichte mich direkt an den Arzt weiter. „Frau Garbe“, sagte er mit einer Stimme, die mich sofort alarmierte, „wir haben auch schon versucht, Sie zu erreichen.“ Mein Herz pochte wild und ich hielt den Atem an. „Ihr Mann hatte eine Hirnblutung und liegt auf der Intensivstation.“

„Gut, ich komme“, brachte ich atemlos hervor und legte auf. Dann tippte ich schnell die Nummer unseres Notars ins Telefon und fragte nach, wann denn unsere Papiere kommen würden. „Gestern habe ich sie in die Post gegeben", antwortete die Angestellte. Schnell lief ich zum Briefkasten und tatsächlich, da war das „Rundum-sorglos-Paket". Den dicken Briefumschlag unter dem Arm eilte ich zusammen mit unserem Sohn in die Klinik. Dort wurde die Verfügung direkt dem leitenden Arzt zugestellt, während wir versuchten, zu Günter auf die Intensivstation zu kommen.

Es dauerte lange, bis wir das Prozedere der Hygienemaßnahmen durchlaufen hatten und durch die verschiedenen Schleusen gegangen waren, um in den abgesonderten Bereich vorzudringen.

Als ich Günter erblickte, stockte mir der Atem. Ein Bild des Elends! Blass, weggetreten, mit geschlossenen Augen und voller Schläuche lag mein Mann da. Ich erkannte ihn zwar äußerlich, spürte aber sofort, dass er als Person, als mein Vertrauter, nicht anwesend war. *Herr, bitte gib mir Kraft, bitte sei du uns jetzt ganz nah,* wandte ich mich mit einem stillen Stoßgebet an Gott, als ich auf Günters Bett zuging. Vorsichtig setzte ich mich neben ihn, nahm seine Hand und ließ ein paar Minuten schweigend vergehen. Dann nahm ich all meine Kraft und Überwindung zusammen und sagte leise, mit Tränen in den Augen: „Wenn du gehen willst, dann lass ich dich gehen." Das auszusprechen, meinen geliebten Mann wirklich und ganz loszulassen, kostete mich unglaublich viel. Doch letztlich vertraute ich darauf: *Gott allein weiß, wie es weitergehen soll. Ihm und seiner Weisheit ordne ich mich unter.*

Die Ärzte gaben mir nur knappe Auskunft: Nach der Operation, die ohne Komplikationen verlaufen war, war in Günters linker Gehirnhälfte eine Blutung aufgetreten. Es war ein Hirnblutgefäß geplatzt und es sei zur Einblutung ins Gehirn gekommen, Günter habe also einen sogenannten hämorrhagischen Schlaganfall gehabt. Sie würden den Kopf nicht öffnen, um das Blut zu entfernen, das sei zu gefährlich. Es werde von selbst abgebaut, man müsse abwarten, wie es sich entwickelt. Manchmal könne es allerdings sehr lange dauern.

Ich schluckte und wusste nicht, was das nun alles zu bedeuten hatte. Fakt war, dass Günter halbseitig rechts gelähmt war, nun mit Sonde und Katheder lebte und nicht ansprechbar war. Offenbar war auch das Sprachzentrum von der Lähmung betroffen. Ob und wann sich sein Zustand bessern würde, war ungewiss. Doch wenn es bergauf ginge, würde auf jeden Fall erst einmal ein langer Reha-Aufenthalt anstehen. Vor ihm läge ein weiter Weg zurück in ein Leben außerhalb medizinischer Einrichtungen.

Traurig blickte ich meinen Günter an, hörte das Surren der Geräte, an die er angeschlossen war, und mit einem Mal wusste ich: *Es wird nie wieder so sein wie vorher. Jetzt bin ich für alles verantwortlich.* Ich atmete tief ein und schloss die Augen. Eine schwere Last legte sich auf meine Schultern, als ich an den schier unüberwindlichen Berg an Aufgaben dachte, der mir nun zufiel. Schweren Herzens verabschiedete ich mich von Günter und fuhr nach Hause.

Dort angekommen, ergriff mich – wie ich es schon so oft nach Schreckensnachrichten erlebt hatte – ein emotionsfreier Pragmatismus, der mir half anzupacken, was anstand: In einer Woche sollte das Osterseminar das Marburger Kreises stattfinden, das ich nun absagen musste. Das fiel mir nicht leicht, da wir just in diesem Jahr erstmalig die Gesamtleitung einer Freundin übertragen hatten. Jetzt war es nicht möglich, einen sanften Übergang zu gestalten, wie wir es ursprünglich geplant hatten. Günter und ich hatten zunehmend gespürt, dass es an der Zeit war, in die zweite Reihe zu treten und Jüngere nachkommen zu lassen – eine göttliche Fügung, wie ich nun feststellte, auch wenn es für unsere Freundin einen Sprung ins kalte Wasser bedeutete.

Als Nächstes musste ich mich um Günters Büro kümmern, die sechs laufenden Baustellen informieren, alles Finanzielle mit der Bank abklären, das Geschäftskonto auflösen, sämtliche Akten sichten und ausräumen, wobei mir eine noch angestellte Ingenieurin half. Auch eine Nachbarin, die meine Überforderung erkannte und besorgt sah, wie stark ich abnahm, versorgte mich mit selbst gekochtem Essen.

Dann sollten bald die Büroräumlichkeiten, die sich im Vorderhaus unseres Kaufmannshauses befanden, hergerichtet und vermietet werden. Denn wir brauchten dringend das Geld. Immer noch musste ja das Haus weiter abbezahlt werden, Günters Verdienst hatte uns bislang mit dem Nötigsten versorgt.

War jetzt die Zeit gekommen, zu der wir ausziehen mussten? Schließlich kamen auch noch Forderungen vom Finanzamt, bei denen ich nicht durchblickte, da Günter mich bei diesen Dingen immer rausgehalten hatte. Doch nun fiel mir die Verantwortung zu. Mir wuchs alles über den Kopf: Ich saß im Chefsessel und kannte mich mit so vielen Dingen schlichtweg nicht aus. Meine Freundin von Gegenüber erklärte sich bereit, dauerhaft unsere Finanzen in die Hand zu nehmen. Ich atmete auf.

Daneben war allerdings noch so viel anderes zu organisieren. Günters Zustand hatte sich verbessert, er war bald in eine Reha gekommen und sollte auch langfristig wieder zu Hause wohnen; doch es war klar, dass er als schwerer Pflegefall hierher zurückkommen würde. So wie es um ihn stand, würde er bettlägerig sein, seine halbseitige Lähmung wie auch die Sprachlähmung würden bleiben.

Unbedingt wollte ich ihm unseren gemeinsamen Wunsch erfüllen: dass wir in diesem Haus bleiben durften, bis wir mit den Füßen voraus wieder hinausgetragen würden. Doch in Günters Zustand war nicht daran zu denken, dass wir in der Beletage im ersten Stock wohnen bleiben konnten! Wir mussten in die Wohnung im unteren Seitenflügel ziehen, die vom Hof aus ebenerdig zugänglich war. Schnell hatte ich den Studenten, die dort wohnten, gekündigt, die auch innerhalb kurzer Zeit eine neue Bleibe fanden. Unter Hochdruck leitete ich alles in die Wege, was es für einen Umzug und behindertengerechten Umbau brauchte.

Günter würde Pflegestufe 5 bekommen, den höchsten Pflegegrad, der die schwerste Beeinträchtigung der Selbstständigkeit bedeutet. Um die Beantragung hatte sich dankenswerterweise ein Mitarbeiter in der Reha gekümmert. Iris und ich telefonierten nun mit den zuständigen

Stellen, beantragten Zuschüsse für die Umbaukosten, kalkulierten die Pflege. Schließlich war klar, dass ich morgens und abends eine Pflegekraft einsetzen würde, dazwischen würde ich da sein, da ich eine umfassendere Betreuung finanziell einfach nicht stemmen könnte.

Ein befreundeter Architekt aus dem Marburger Kreis half mir, den notwendigen Umbau zu planen, denn alles musste ebenerdig und behindertengerecht angelegt werden. Um Stufen in der Wohnung einzuebnen, musste der Fußboden aufgeschüttet werden, wir machten einen Durchbruch vom Schlafraum in die dahinterliegende Küche mit dem Kaminzimmer, ließen das Bad barrierefrei umbauen. Dazu kümmerte ich mich um das Krankenbett und andere Dinge, die Günter hier brauchen würde.

Endlich war alles fertig und mein Mann kehrte nach Hause zurück. Für mich war es die reinste Freude, dass Günter überlebt hatte, dass er nun wieder hier bei mir war. Immer wenn ich mich nach einem Besuch in der Reha von ihm verabschiedet hatte, hatten wir beide geweint. Nun waren wir wieder zusammen und ich war glücklich.

Doch für Günter war es ein bitterer Abschied aus seinem vorigen Leben; noch vor wenigen Wochen war er ein aktiver Geschäftsmann gewesen, der die Zügel in der Hand gehalten hatte. Jetzt musste er – ob er wollte oder nicht – akzeptieren, dass er in jeder Sekunde auf andere angewiesen war, wieder wie ein Kind alles mit sich geschehen lassen musste. Anfangs zog er erbost das Gesicht zur Seite und knurrte, wenn ich ihm beim Füttern mit dem Löffel den Mund abwischte. Er musste alles, wirklich alles loslassen, was seine Unabhängigkeit gesichert hatte.

Für mich bedeutete die heftige Veränderung, dass ich mein komplettes Leben auf Günter umstellte. Aber auch, dass ich einen völlig neuen Mann, sogar fast einen „zweiten Mann“ in meinem Leben hatte. Nicht den souveränen Ingenieur mit kühlem Kopf und großer Stärke, sondern einen sehr bedürftigen, dadurch auch wesensmäßig stark veränderten Gatten.

Was es praktisch bedeutete, dass Günter jetzt in jedem Moment seines Lebens Hilfe brauchte, lernte ich durch die Pflegekraft, die nun regelmäßig kam und mich gleich in die vielen Handgriffe einwies: die Sonde bedienen, mit dem Pflegebett umgehen, Medizin verabreichen, Günter lagern, waschen und duschen. Motiviert ging ich die Umstellung und unser neues Leben an. Rund um die Uhr sorgte ich für meinen Mann, dazu waren da all die Aufgaben im Haus und mit den Mietern, die nun mir allein zufielen.

Schon nach kurzer Zeit war ich am Rand meiner Kräfte angelangt. Ich kam kaum noch zu mir und fühlte mich völlig ausgebrannt. Ich schlief in dem schmalen Zimmer neben Günter auf einer Matratze auf dem Boden, und als eines Nachts schon wieder der Katheter undicht war und alles auf meine Matratze lief, packte mich Verzweiflung. Es war bereits die dritte Schlafunterlage! Laut weinend ergriff ich das Unterbett und zerrte es auf den Hof hinaus. „Was mache ich denn jetzt?“, kam es verzweifelt aus mir heraus. „Wo soll ich nur schlafen?“ Einen Moment blieb ich in der kalten Nachtluft stehen, holte tief Luft und sammelte mich, um mein großes Sitzkissen zu holen. Darauf bettete ich mich für die Nacht neben Günter.

So schaffe ich das nicht!, war der eine Gedanke, der mich oft begleitete und fast mutlos machte. Doch da durfte ich erleben, wie die Gemeinschaft hier im Haus mich und uns trug und mir auch die dringenden Pausen ermöglichte. Unterstützung erfuhren wir in unterschiedlichster Weise: Helfer gingen mir mittags bei Günter zur Hand, Bewohner und Bekannte lösten mich ab, um bei Günter zu sein, oder lasen ihm vor, während ich schnell Besorgungen machte.

Gott sei Dank wurde es nach einem halben Jahr leichter, weil wir uns eingespielt hatten in unserem neuen Leben.

Eine weitere wichtige Rolle spielte, dass sich in den vorangegangenen Jahren das Agape-Haus immer mehr verändert hatte: Die Spielgruppe, die ich auch für externe Kinder geleitet hatte, und die Tagespflege, die ich zeitweise übernommen hatte, gab es nicht mehr. Doch vor allem hatten wir vor zwei Jahren entschieden, dass wir nur noch Menschen aufnehmen würden, die einigermaßen zurechtkamen, das heißt insbesondere, die aktuell oder zurückliegend keine Drogen- oder Alkoholprobleme hatten. Uns war durch die viele Zerstörung in den Wohnungen, aber auch die Dramen, die wir erlebt hatten, klar geworden, dass Fachpersonal gefragt war und wir hierzu nicht die Kapazitäten hatten.

So lebten nun Familien und Mütter hier, die nicht zu sehr auf unsere Unterstützung angewiesen waren. Eine Mitarbeiterin des mobilen Pflegedienstes, Steffi, war auf ihren Wunsch mit ihrem Mann ins Haus eingezogen. Er übernahm ehrenamtlich Hausmeistertätigkeiten, Steffi wuchs allmählich in die Arbeiten im Haus hinein, sodass sie mich auch öfter vertreten konnte, wenn ich tagsüber für einen Modelauftrag unterwegs war.

Durch sie und Iris, die sich um die Finanzen kümmerte, sowie Helfer, die bei Bauarbeiten und Reparaturen gern einsprangen, hatte ich bald ein eingespieltes Team und konnte die alleinige Verantwortung, die mir im „Chefsessel“ so schlagartig zugefallen war, erleichtert auf mehrere Schultern verteilen.

Staunend und voll tiefer Dankbarkeit konnte ich nur immer wieder anerkennen, wie gut Gott alles geführt und eingefädelt hatte. In all diesen Umständen. Dazu ging es mit Günter tatsächlich bald wieder bergauf.

Die schönsten Ehejahre

Je mehr sich die Einblutung in Günters Gehirn abbaute, desto klarer wurde mein Mann geistig. Deutlich nahm ich wahr, dass er immer mehr verstand, dass er reagierte und auch versuchte, sich verständlich zu machen. Durch die Sprachlähmung war er weiterhin recht eingeschränkt, doch wir fanden bald einen Weg, uns mit Blicken zu verständigen oder dass ich Fragen stellte, die ihm die Möglichkeit gaben, mit Ja oder Nein zu antworten.

Schließlich brauchte er sogar den Dauerkatheter nicht mehr und auf die Sonde konnten wir bald auch verzichten, denn Günter konnte, wenn die Mahlzeit mundgerecht angerichtet war, wieder allein essen. Sein körperlicher Zustand verbesserte sich derart, dass er im Rollstuhl sitzen und sich dadurch im Hof aufhalten konnte. Wenn ich Hilfe hatte, um die Eingangsstufen unseres Hauses zu überbrücken, war es nun sogar möglich, dass wir das Haus verließen: zum Beispiel zu Gottesdiensten in den Dom. Selbst zu Seminaren des Marburger Kreises konnten wir noch zweimal fahren und einmal, 2015, war die erwähnte Preisverleihung Grund für einen Ausflug.

Das Jahr 2015 war noch von weiteren Höhepunkten gekrönt, die wir – mein Herz machte einen Sprung – wirklich noch zusammen begehen durften: Wie freute ich mich, dass wir das 20-jährige Jubiläum des Agape-Hauses und das 15-jährige der Babyklappe gemeinsam feiern konnten. Ganz besonders aber war für uns, dass wir unsere goldene Hochzeit erleben durften, die wir in einem sehr persönlichen Gottesdienst mit Familie und Freunden in unserem Haus feierten.

Ich konnte nur darüber staunen, dass unsere Ehe auch unter diesen besonderen Umständen so schön geworden war und wir uns über alles liebten. Nach Jahren, in denen wir durch Entfremdung, Abgründe, aber auch Höhen gegangen waren, in denen wir gemeinsam das Haus aufgebaut, Menschen unsere Herzen und Türen geöffnet hatten. Und wie wir jetzt, wo Günter so auf Hilfe angewiesen war, unsere schönste gemeinsame Zeit miteinander erleben durften.

Immer wieder hatten mich Bekannte bewundernd und kopfschüttelnd gefragt: „Mensch, wie schaffst du das bloß?" Damit meinten sie die Pflege, das persönliche Zurückstecken, das starke Eingehen auf Günters Bedürfnisse. Und immer wieder konnte ich nur freudig antworten: „Wir erleben jetzt die glücklichste Zeit unserer Ehe. Nie hatten wir so viel Zeit füreinander wie jetzt." Vorher waren es die Kinder gewesen, der Beruf, der Einsatz im Marburger Kreis, die Enkel, das Agape-Haus, die vielen Dinge, für die wir – gern! – Verantwortung getragen hatten. Doch jetzt waren wir beide so viele Stunden beieinander wie nie zuvor.

Durch die räumliche Beschränkung unseres Sicht- und Wirkungsfeldes erschloss sich uns eine neue Welt: Wie konnten wir uns über jede Blume freuen, die in unserem Garten aufblühte, über die Bienen, die herumsummten, das Zwitschern der Vögel, eine Hummel, die brummend ihres Wegs kam, und über unseren Wellensittich *Chen,* der sich so gerne auf Günters Kopf setzte.

Auch geistlich teilten wir eine ganz neue Tiefe: Jeden Tag saß ich bei Günter und las ihm aus der Bibel vor, betete mit ihm. Wir waren zusammen, das allein zählte. Die wachen blauen Augen meines Mannes grüßten mich, er winkte mir durch das Fenster zu, wenn ich kurz nach draußen in den Hof ging, wenn ich neben ihm saß, hielt ich seine warme, feingliedrige Hand. Wir verständigten uns durch Blicke, Gesten – durch Jahre von Gemeinsamkeit. Wärme breitete sich in mir aus, wenn ich mir bewusst machte, wie kostbar diese Momente waren.

Knapp achteinhalb Jahre währte dieses Glück, bis Gott mir einen weiteren großen Wunsch erfüllte: dass er Günter vor mir zu sich nehmen möge.

In Glanz und Pracht

Mit einer Sonnenblume in der Hand stand ich vor dem Krankenhauszimmer, in dem Günter lag. Es war der 16. August 2021. Am Morgen um sieben Uhr hatte ich den Anruf erhalten, dass mein Mann in der Nacht gestorben war. Tags zuvor hatte Günter immer wieder erbrochen und schließlich hatten ihn Sanitäter, die vor Ort nicht herausfinden konnten, was Günter fehlte, ins Krankenhaus mitgenommen. Schnell lief ich noch hinterher, als sie ihn in einem Tuch hinaustrugen, da fiel schon die Tür ins Schloss und die Ambulanz fuhr ab. *Das war also unser Abschied,* schoss es mir durch den Kopf.

Später war ich aus dem Krankenhaus noch angerufen worden, ob er an die Dialyse solle und wie es mit anderen lebensverlängernden Maßnahmen stand. Genau aus diesem Grund hatten wir die Patientenverfügung ausgestellt und ich sagte: „Nein, keine Maßnahmen." „Sie wissen, was das bedeutet?", fragte mich der Arzt am Telefon. „Ja, das weiß ich." Mir war klar, dass es nun bald galt, für immer Abschied zu nehmen. Allerdings war ich davon ausgegangen, dass uns noch einige Wochen bleiben würden. Bei meiner Mutter hatten wir damals auch die Dialysebehandlung abgelehnt – und sie hatte noch drei Wochen gelebt.

Bei Günter war es viel schneller gegangen. Schon in der ersten Nacht im Krankenhaus war er gestorben.

Langsam drückte ich die Klinke der Krankenzimmertür hinunter. Mein Blick fiel direkt auf meinen Mann, der dort im Bett lag. Aber da waren keine wachen blauen Augen, die mir entgegenstrahlten, kein Nicken oder Grüßen. Nur Günters Körper, eine leere Hülle – er war nicht mehr da. Er wirkte friedlich. *„Jetzt hast du es geschafft",* sagte ich zu ihm, als ich mich langsam auf die Bettkante setzte und seine noch nicht erkaltete Hand in meine nahm. „Der Herr ist mein Hirte, mir wird nichts mangeln“, betete ich flüsternd unseren Hochzeitspsalm.

Eine Welle der Trauer ergriff mich, es war so endgültig, wir hatten uns nicht einmal richtig und bewusst voneinander verabschiedet. Nun nahm ich hier in aller Stille Abschied von meinem Mann, an dessen Seite ich über ein halbes Jahrhundert hatte leben dürfen. Ja, Dankbarkeit sollte mein Leben und meine Trauer bestimmen.

Ganz besonders war ich dankbar dafür, dass Günter nun endlich angekommen war, dass er so friedlich hatte hinüberschlafen dürfen, wie mir der Arzt versichert hatte. Die letzten Jahre waren für ihn sehr schwer gewesen, auch durch seine Abhängigkeit von allen, die ihn wegen seiner großen Einschränkungen umsorgten. Jetzt ging es ihm gut, das wusste ich. Jetzt war er bei Gott in der Ewigkeit angekommen, hatte einen neuen, herrlichen Körper. Leise betete ich das Vaterunser. Dann legte ich Günter die mitgebrachte Sonnenblume in die Hand und stand auf. Nun war er umgezogen in seine endgültige Wohnung.

Statt ein Taxi zu nehmen, lief ich die vier Kilometer von der Klinik nach Hause. Währenddessen versuchte ich, alle möglichen Menschen anzurufen, doch bekam niemanden an die Strippe. So ging ich kurz einkaufen. Dann meldete sich Steffi zurück und versprach, sich um das Beerdigungsunternehmen zu kümmern. Wieder in meiner Wohnung begann ich, alle Termine der nächsten Tage abzusagen, alle wichtigen Personen zu informieren und die Trauerfeier zu organisieren.

Ich funktionierte.

Wie froh war ich, dass wir uns in den letzten Monaten schon viel mit dem Thema Sterben auseinandergesetzt hatten. Dass ich zum Beispiel wusste, auf welchem Friedhof Günter beerdigt werden wollte. Schnell war mir auch klar, dass die Trauerfeier so schlicht wie möglich gehalten werden sollte. Im Grunde hatten wir uns schon seit Langem gemeinsam auf den Abschied vorbereitet.

Eine erneute Welle der Trauer brach über mich herein. Der

Schmerz über den Verlust sollte mich von nun an immer wieder einholen, mitten im Alltag. Wenn ich zum Beispiel nach Hause kam und plötzlich gewahr wurde, dass mir kein Günter hinter der Scheibe zuwinkte, spürte ich ein heftiges Stechen in meiner Brust und Tränen liefen über meine Wangen. Dann gab es ein Problem mit einem der Mieter – hier war Günter mir sonst immer ein Gegenüber und Ansprechpartner gewesen. Jetzt fehlte er mir schmerzlich. Morgens beim Aufwachen spürte ich eine große Leere – die Routinen, die sich um Günters Pflege gedreht hatten, waren von einem Moment auf den anderen aus meinem Leben weggebrochen. Das Fehlen des eingespielten Rhythmus verunsicherte mich.

Aber die Aufgaben hier im Haus, meine Biografie, die wir zu dieser Zeit zu Papier brachten, und weitere Modelanfragen halfen mir dabei, nicht in eine andauernde Trauer zu verfallen. Es ging tatsächlich weiter und ich war in so vielen Bereichen gefragt. Langsam gewöhnte ich mich an die neue Freiheit, nahm Modelaufträge an, traf Freunde außerhalb des Hauses, übernahm bei Seminaren wieder Referate. Dankbar stellte ich fest, von wie vielen Menschen ich gehalten, begleitet, unterstützt und getragen war. Vieles bekam ich nun zurück.

Doch natürlicherweise blieb die Trauer meine Wegbegleiterin und ich ließ sie zu. In solchen Augenblicken erinnerte ich mich bewusst an schöne Momente unserer gemeinsamen Zeit, daran, wofür ich dankbar war: die vielen guten Jahre, die uns gemeinsam geschenkt gewesen waren, aber auch die Umstände, wie Günter hatte gehen dürfen – vor mir und so friedlich. Ein Sommer, in dem Corona eine kurze Pause eingelegt hatte und alle zur Beerdigung kommen konnten. Gott hatte es wunderbar geführt.

Wenn mich Traurigkeit überkam, besann ich mich darauf, was ich die letzten Jahre immer schon eingeübt hatte: von mir wegzusehen. Einmal, um auf Gott zu blicken, der mich trägt, aber auch, um nicht mich im Blick zu haben, sondern Günter. Zu wissen, dass es ihm jetzt gut ging, erfüllte mich mit der größten Freude überhaupt. Er war aus seinem irdischen Gefängnis erlöst, einem so eingeschränkten Körper, der ihn in den letzten Jahren gequält hatte. Jetzt war er in der Herrlichkeit von Gottes Ewigkeit angekommen. Dieser Gedanke tröstete mich.

Anusch, eine gläubige Armenierin, die bereits seit über zwei Jahren mit ihrem nierenkranken Sohn bei uns lebte, hatte auf die Todesnachricht von Günter fassungslos und zutiefst betroffen reagiert. Die warmherzige Frau hatte sich viel um meinen Mann gekümmert und ihn ins Herz geschlossen. Zwei Tage nach seinem Tod war sie morgens zu mir gekommen und erklärte, sie habe einen Traum gehabt. „Von Herrn Günter", wie sie ihn immer respektvoll nannte.

Anusch erzählte, wie sie im Traum in einen festlichen, hell erleuchteten Saal gekommen sei, der einfach nur wunderschön gewesen sei. Dort habe Herr Günter auf einem hübschen Sofa gesessen, umgeben von Glanz und Pracht. „Ihm geht es gut", schloss sie mit brüchiger Stimme und feuchten Augen.

Tief berührt nickte ich. Ja, das war sicher: Meinem Günter ging es gut. Er war jetzt zu Hause, bei Gott.

Das Agape-Haus in neuen Händen

Schon einige Jahre vor Günters Tod hatten wir uns mit dem Gedanken beschäftigt, wie es mit dem Agape-Haus weitergehen solle – nicht nur finanziell. Es rieb mich zunehmend auf, wenn es mit Mietern schwierig wurde, und wir spürten deutlich, dass wir eine Alterslösung für uns brauchten. Einer unserer Enkel hatte sich sehr interessiert gezeigt, das Haus zu übernehmen, doch nach zwei Jahren zerschlug sich dieser Plan. „Dann wird Gott etwas Besseres haben", war ich sofort überzeugt und wartete gespannt.

Als Günter dann starb, war klar, dass ich den Hausverkauf in Angriff nehmen musste. Durch die Kaufsumme würde ich in den kommenden Jahren mein Auskommen haben, neben dem lebenslangen Wohnrecht hier in den unteren Räumen, das ich zur Bedingung machen würde. So Gott wollte, war es mein Wunsch, dass auch ich bis zu meinem Lebensende in diesem Haus bleiben konnte.

Die Bank bekundete Interesse, es gab Gespräche, Besichtigungen, ich übergab ihr Zeichnungen und Berechnungen zu Größe, Einnahmen, Schulden etc. So wurde ein Schätzwert festgelegt und ich bekam einen Maklervertrag zugeschickt. Alles schien seinen Gang zu nehmen.

Als unser langjähriger Freund Norbert wieder einmal im Haus war, um handwerklich zu helfen, sprach ich mit ihm über den Verkauf. Er wies mich auf eine Stiftung hin, deren Zweck es ist, Institutionen, Vereine und Personen zu unterstützen, die sich für das Recht auf Leben einsetzen und besonders Schwangere in Not und Mütter im Fokus haben. „Diese Stiftung hat uns schon zwei Mal finanziell unterstützt", fiel es mir jetzt wieder ein. „Bestimmt ist sie auch einem Projekt wie eurem gegenüber aufgeschlossen!", meinte Norbert.

Ich war von dieser grandiosen Idee begeistert! Genau das war immer unsere Hoffnung gewesen, dass das Haus in Gottes Sinn weitergeführt würde. Dass es nicht an irgendwen verkauft, sondern seine Bestimmung für Menschen in Not behalten würde. „Was für ein perfekter Zeitpunkt“, strahlte ich. Gleich schickten wir sämtliche Unterlagen an den Vorstand der Stiftung. Tatsächlich zeigte sich die Stiftung sehr interessiert und wollte sich zurückmelden, sobald ein Entschluss gefasst sei. Meine Aufregung ging über in Gelassenheit. Hier schien Gott im Spiel zu sein. Wie wunderbar!

Während ich auf eine Entscheidung der Stiftung warte, ist mein Herz ganz ruhig. Meistens jedenfalls. Die Bank konnte ich mit meiner endgültigen Entscheidung noch einmal vertrösten. Zwischenzeitlich sind ukrainische Familien ins Agape-Haus mit eingezogen, deren Gesellschaft ich sehr schätze.

Sowieso bin ich besonders in den letzten Jahren gesegnet worden von Menschen auf der Flucht und ohne Heimat, die bei uns eine Bleibe gefunden haben, aus Syrien, dem Iran, Tschetschenien, Armenien ... Wie viel freundliche Zugewandtheit durfte ich durch sie erleben! „Brauchen Sie Hilfe?“ oder „Wie geht es?“ waren keine Floskeln, sondern höfliche Zuvorkommenheit, die auch mein Alter und meine Gastfreundschaft ehrte. Wie genoss ich die Selbstverständlichkeit, wenn mir ein Mann beim Tragen der Einkaufstaschen half oder jemand einfach so einen Kuchen an die Tür brachte, gerade auch Anusch mit ihren sagenhaften Torten! Ja, ich war gesegnet durch wunderbare Menschen in unserem Haus.

Was mich aber am meisten fasziniert, ist, wie sich durch sie im Lauf der Zeit der gesamte Text aus dem Propheten Jesaja und mein Traum von damals für unser Agape-Haus erfüllt haben: dass wir ein Haus aus Trümmern wieder aufgebaut haben und dann genau diese Menschen zu uns gekommen sind. Zuerst die Mütter mit ihren Kindern, die in Not, ohne unterstützendes Zuhause waren; dann Menschen auf der Flucht, die Obdach und Schutz brauchten, und auch Kranke, Gebundene und vom Leben Zerbrochene. Ja, und die ausländische Stimme aus meinem Traum hatte mir ja auch gezeigt, dass Menschen aus anderen Ländern bei uns leben würden.

All das ist in den vergangenen siebenundzwanzig Jahren Realität geworden. In dieser Zeit haben über zweihundert Mütter mit Kindern und geflüchtete Familien bei uns gewohnt und Gemeinschaft geteilt. Einfach phänomenal, wie Gott das geführt hat.

Immer wieder spüre ich, wie sich doch Unruhe in mein Herz schleichen will, wie es denn nun weitergeht. Eines Morgens im Mai 2022 schlage ich die Bibel auf, direkt bei Psalm 127. „Wenn der HERR nicht das Haus baut, so arbeiten umsonst, die daran bauen", lese ich dort. Schlagartig erfüllt mich tiefer Frieden. Dieser Vers ist für mich die klare Bestätigung, dass nicht ich irgendetwas machen soll, sondern darauf warten darf, dass Gott dieses Haus weiterbaut, dessen alte Mauern wir mit ihm zusammen wieder aufgerichtet und aus Trümmern hochgezogen haben. Auch jetzt ist und bleibt *Er* der Bauherr.

Die Ruhe kehrt zurück und durchströmt mich wohlig. Wie auch immer es kommt: Gott allein soll die Ehre haben.

Dank

Mein Dank gilt zuallererst meinem verstorbenen Mann Günter, der mit großer Offenheit sich der äußerst schweren Wiedergabe unserer gemeinsamen Lebenszeit gestellt hat. Unser Credo heißt: Wir sind nicht zuerst für uns auf dieser Welt, sondern für Gott.

Einen weiteren Dank an alle, die uns auf unserem Lebensweg zur Seite gestanden haben. Die Gemeinschaft mit Freunden war uns dabei Halt und Ermutigung. Diesen Freunden und Wegbegleitern gilt mein und unser tiefer Dank.

Friederike und Günter Garbe

Die Autorinnen

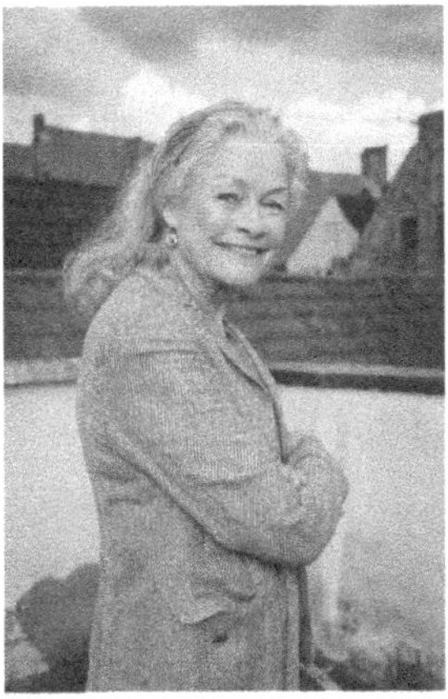

Foto: © Axel Baur

FRIEDERIKE GARBE,
geb. 1945 in Breslau, ist Gründerin des Agape-Hauses in Lübeck und arbeitet als Senior-Model.

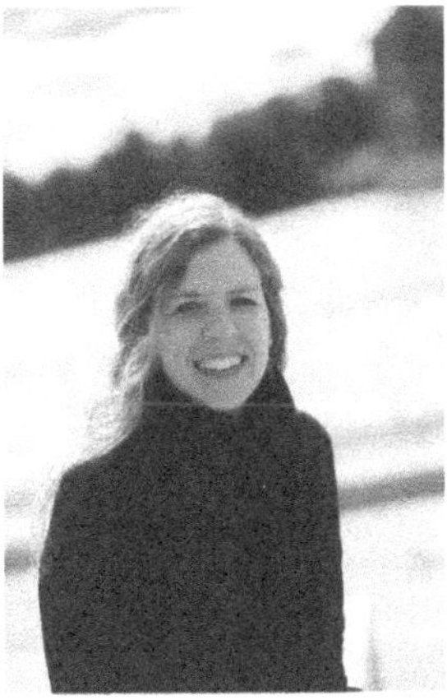

Foto: © Jens Ahner

ANDREA SPECHT
ist freie Autorin und Lektorin und lebt mit ihrer Familie in Potsdam.

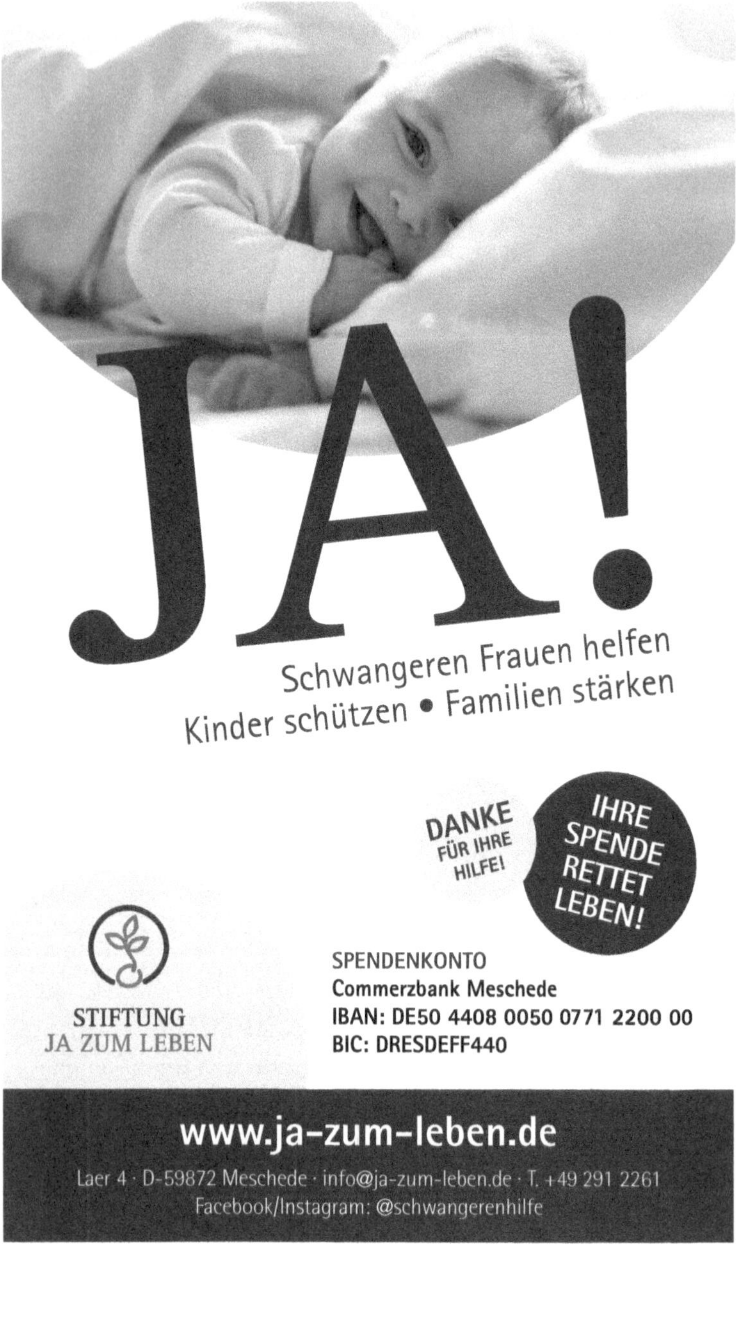
JA!
Schwangeren Frauen helfen
Kinder schützen • Familien stärken
DANKE FÜR IHRE HILFE!
IHRE SPENDE RETTET LEBEN!
STIFTUNG JA ZUM LEBEN
SPENDENKONTO
Commerzbank Meschede
IBAN: DE50 4408 0050 0771 2200 00
BIC: DRESDEFF440
www.ja-zum-leben.de
Laer 4 · D-59872 Meschede · info@ja-zum-leben.de · T. +49 291 2261
Facebook/Instagram: @schwangerenhilfe